汉竹编著·亲亲乐读系列

月子调理与产后恢复

一天一页

张一帆 主编

U0312095

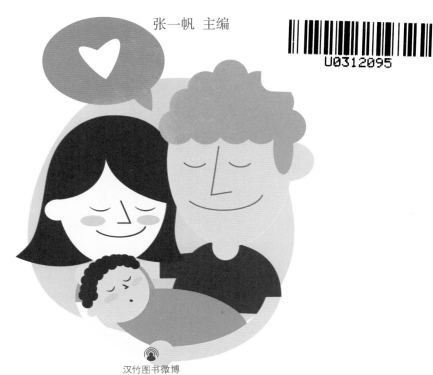

汉竹图书微博
http://weibo.com/hanzhutushu

江苏凤凰科学技术出版社
全国百佳图书出版单位
·南京·

第1天
产后 24 小时最关键

第8天
饮食宜清淡

第30天
宝宝满月了

第42天
重视产后检查

导读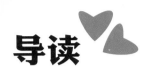

产后新妈妈的身体会发生怎样的变化，该如何护理？

坐月子每天吃什么，有何注意事项？

乳房、子宫、骨盆等器官，如何恢复到孕前状态？

妊娠纹该如何防治，怎样做到健康瘦身？

坐月子，是产后新妈妈身心综合调养和修复的过程。月子期女性生殖系统、内分泌系统及心理等得不到科学的调养，就会留下一系列严重的后遗症；皮肤、关节、韧带和体态在此阶段发生变化；产褥感染、乳腺炎、子宫脱垂、附件炎等多种威胁产妇健康的疾病都可能在这段时间内发生。

本书将从细节入手，对产后新妈妈每天的生活护理要点进行提示，并明确新妈妈应重视的问题。同时，细化对月子餐的讲解，推荐每日菜谱及饮食建议。为了帮助新妈妈产后健康瘦身，本书提供产后恢复操，并有针对性地对手臂、腰、臀部、大腿、小腿等进行局部练习，使新妈妈尽快恢复昔日好身材。抓住这个改善体质的黄金时期，让新妈妈变得更加健康美丽！

产后必做的五大恢复项目

骨盆是连结脊柱和下肢之间的盆状骨架。如果骨盆得不到及时恢复，不仅会出现臀部松弛、胯部增宽、屁股增大等形体变化情况，还会导致"O"型腿、腰痛、耻骨痛等诸多问题。产后适当锻炼，选用专业优质的骨盆矫正带等方式都会促进骨盆恢复。

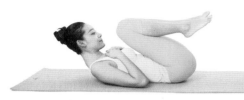

腹部恢复

产后，如果乳房得不到很好的护理，就会出现胸部干瘪、大小胸、胸下垂等现象，严重的可能会得乳腺炎，影响泌乳，造成乳汁滞留、发热等症状。新妈妈应保持正确的哺乳姿势、佩戴合适的文胸、进行乳房按摩等，以帮助乳房恢复。

骨盆恢复

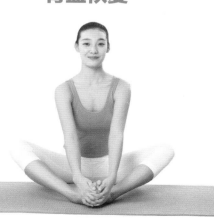

绝大多数女性产后都会出现腹部松弛的现象，如果松弛的腹肌及增大的宫腔得不到及时复原，就会导致脂肪堆积，形成大肚腩，不仅影响美观，也会造成诸多疾病。新妈妈可以通过按摩、绑腹带、产后瑜伽等方式使腹部尽快复原。

乳房恢复

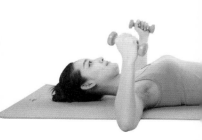

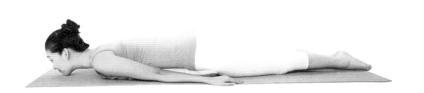

有些新妈妈在生完宝宝后，会出现抑郁的症状。这不仅会影响身体的恢复，还会影响乳汁的分泌，使得宝宝得不到足够的营养供给。此外，有研究表明，如果新妈妈生气时给宝宝喂奶，将不利于宝宝的健康发育。

子宫恢复

子宫是女性重要的内生殖器官。产妇在分娩之后，因子宫会变得非常柔软，子宫颈壁也会变薄。一般而言，子宫会在产后 4~6 周的时间内自然恢复，届时新妈妈要密切关注恶露的变化，避免长期卧位，保持阴部清洁卫生，尽量使其早日恢复到正常状态。

心理恢复

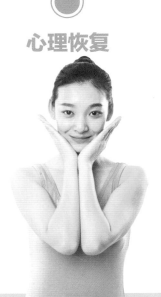

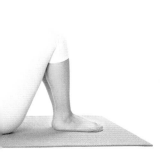

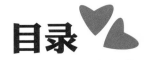

目录

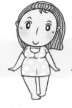

产后恢复从坐月子开始

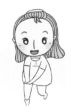

产后护理：从每一个细节开始爱自己

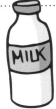

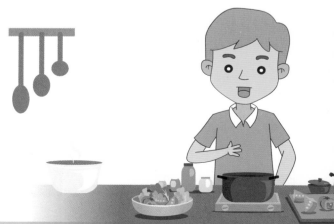

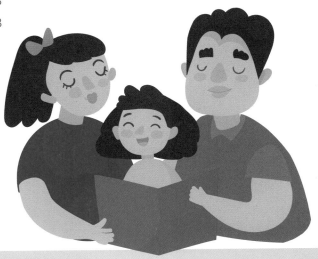

产后饮食：吃好月子餐，产后恢复的重要一步

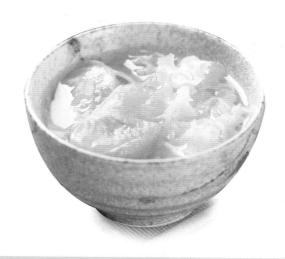

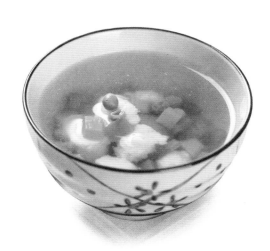

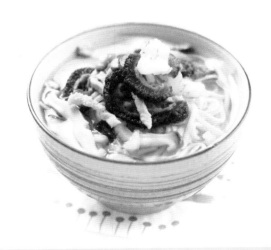

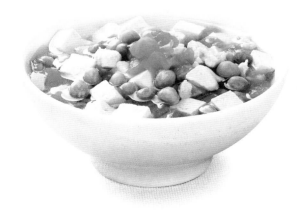

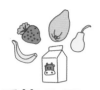
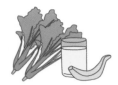
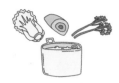

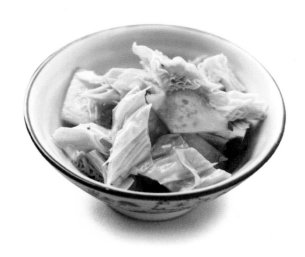
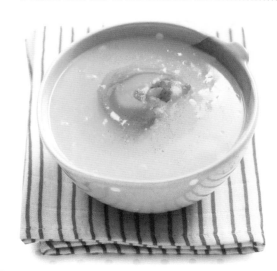

产后瘦身：美丽与健康兼顾，变身辣妈不难

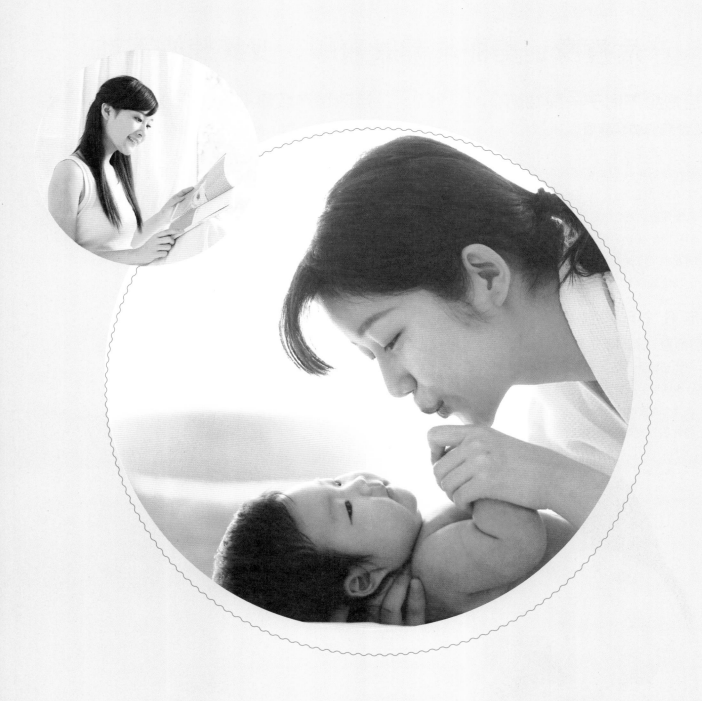

产后恢复
从坐月子开始

怀胎十月，一朝分娩。此时新妈妈身体变得异常虚弱，需要通过坐月子将损耗的能量补充回来。月子期是女性健康的一个转折点，是改变女性体质的好机会。

坐好月子需要新妈妈及其家人提前做好充分的准备：如何请到好月嫂，怎样选择月子中心？新妈妈产前体质如何，需要怎样护理？本章内容可以帮助新妈妈对坐月子有清晰的认知，使新妈妈重新焕发魅力！

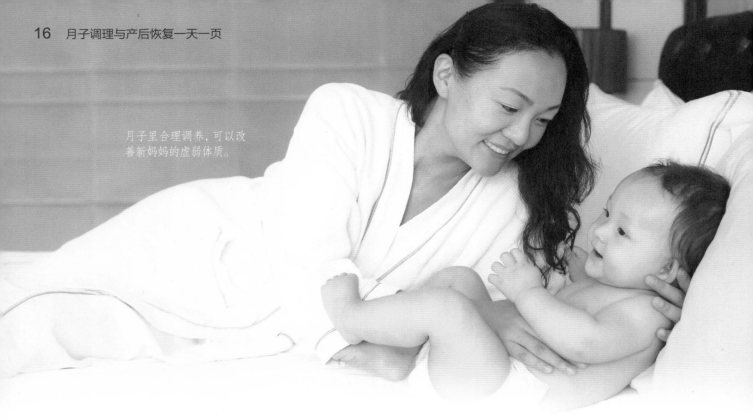

月子里合理调养，可以改善新妈妈的虚弱体质。

女人产后为什么要坐月子

怀孕的时候很多女性就会想等到生完孩子后就可以放松了，可是生完孩子后还有月子要坐，是不能肆无忌惮地享受生活的。因此许多女性就会感叹，产妇为什么需要坐月子？

坐好月子使新妈妈重新焕发魅力

我们经常会听到这样的话："她生完孩子怎么就变成那样子了？"皮肤松弛、体态臃肿，各种病症层出不穷，这都是月子没有坐好的原因，一胎老了 10 岁！在宝贝到来之前很多新妈妈就在担心：生完宝宝后，我会不会跟以前有很大的不同？身体变差了，饮食作息不规律了，也没有时间打扮自己了……我以后会不会变成一个糟糕的黄脸婆？

其实新妈妈们完全不用着急，只要在月子里合理调养，一样可以拥有健康的体魄和由内而外的女性魅力。

近年来国外也开始重视"产后护理"（Post Delivery Care），国外医学界经过调查后发现：如果新妈妈在产后缺乏调养，不仅体重不容易恢复，而且会有产后脱发、便秘、痔疮、头晕、疲倦等不良身体反应。同时，新妈妈的身体抵抗力也会减弱。因此国外也开始重视"产后护理"。所以，新妈妈一定不要忽视月子期间的休养与科学调理。

坐好月子能改善这些小毛病

坐好月子，不仅能帮新妈妈恢复身体，还能祛除或缓解身体原有的小毛病，让新妈妈更自信。

痛经不再痛

生完孩子后，有些新妈妈会惊喜地发现自己原来痛经的毛病好了。这是因为经历怀孕后，子宫的神经肌肉活性会改变，收缩效果跟以前不一样了。尤其是一些"不通则痛"的原发性痛经患者，经历过产道开放，在产后多数会"通则不痛"。

体质增强

有些新妈妈孕前偏瘦或工作比较忙，饮食不规律，营养跟不上，免疫力低下。怀孕后虽然没有大的毛病，但皮肤暗黄、气色较差。如果在坐月子期间，新妈妈细心调养，既能避免落下月子病，又能改善体质，增强免疫力，皮肤也会变得水嫩光滑。

缓解关节疼痛

有些新妈妈夏天穿得比较少，又喜欢吹空调，冬天也不注意保暖，可能会有关节疼痛的毛病。如果月子里严格避免接触冷水或吹凉风，将有意外的收获——关节疼痛大大地缓解了。

坐好月子，开启良好亲子关系

月子里新妈妈最重要的事是调养好身体和照顾好宝宝。只有月子坐得好，新妈妈才能有充沛的体力，有乐观、开朗的心情；才能更好地照顾宝宝，在面对宝宝时有发自内心的喜悦与浓浓的母爱。

新妈妈乐观向上的生活态度，也将会传递给宝宝，有利于宝宝健康性格的养成，开启良好的亲子关系。

坐月子的环境注意这几点

1. 冬天室内温度 18~25℃，湿度 30%~50%；夏天室内温度 23~28℃，湿度 40%~60%。

2. 新妈妈不宜住在敞、漏、湿的寝室里，因为新妈妈的体质和抗病能力都较低下，居室更需要保温、舒适，否则容易生病。

3. 卧室通风要根据四时气候和新妈妈的体质而定，新妈妈居室采光要明暗适中，随时调节。

4. 要选择阳光辐射和朝向好的房间作为寝室，这样夏季可以避免过热，冬天又能得到充足的阳光照射，使居室温暖。

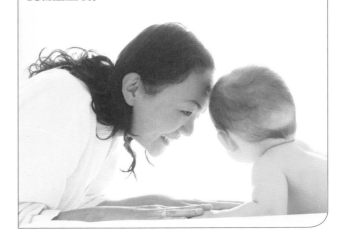

中医解释：为什么女人月子里体质都很弱

历经千辛万苦，终于迎来了宝贝，新妈妈一定会无比兴奋，可是没过多久又会体验到很多的不舒适：为什么那么容易累？为什么老有出不完的虚汗？为什么感到浑身都在疼……其实这些都是体质变弱的表现，这究竟是如何造成的呢？

孕期身体负担加重

宝宝在子宫里一天天长大，孕妈妈的负担逐渐加重，身体器官都要承受两个人的代谢（特别是肾脏），还会受到不同程度的挤压，而像关节、韧带等的负重也加大了。

虽然这些负重在分娩后大部分都能逐渐得到改善，但仍要持续 6 周左右。怀孕期间，孕妈妈不管是原先储存的能量，还是后期摄入的营养，都要赶来支援。如果孕前没有得到很好的调理，体质就会相应变差了。

分娩耗损气血

在生产的过程中，为了迎接宝宝的降临，自然分娩的孕妈妈要调用身体的每一份力量，这会消耗大量的精力，也会大量失血。最后等宝宝到来时，新妈妈的身体元气耗损，气血两虚。而选择剖宫产的新妈妈呢，虽然没有经历自然生产，其实损耗的元气更多，很有可能会清空"库存能量"，所以体质不可避免地变差了。

营养大部分被宝宝"抢"走了

在怀孕期间，孕妈妈虽然注重加强营养，但是摄入的营养大部分会被胎宝宝吸收。特别是孕末期，胎宝宝要储备大量的营养，孕妈妈自身对营养的吸收就会减少。生完宝宝后，母乳喂养的新妈妈吸收的营养会优先转化为乳汁，提供给宝宝。而且新妈妈还要花大量的精力照顾宝宝，夜间睡眠质量得不到保证，特别耗伤精气神，对身体的影响非常大。

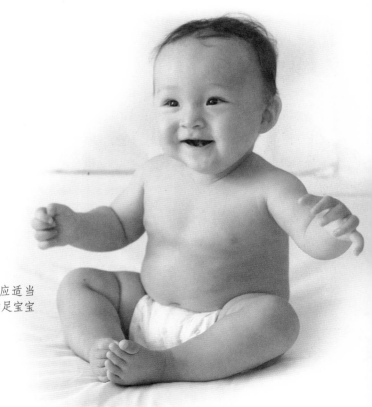

新妈妈产后应适当加强营养，满足宝宝的营养需求。

月子调理早知道

女性在生完孩子之后都会选择坐月子，因为孕妈妈在生完孩子之后会有很多的不适，所以这个时候就会通过坐月子来进行调理。具体怎么做呢？下面就让我们一起来看一下吧。

如何请到好月嫂

为了母婴健康以及让新妈妈坐月子更舒心，现在很多家庭选择请月嫂。一个好的月嫂集保姆、护士、厨师、早教师于一身，能护理好新妈妈和宝宝，减少家人的顾虑。请到好月嫂要做好充分的准备，注意事项有：

1 选择正规的家政公司。到家政公司要验看其营业资格，并保证其人员的从业资格。合同要写清服务的具体内容、收费标准、违约或者事故责任等，付费时索要正式发票。

2 月嫂要经过正规培训。月嫂最好是学习过护理专业知识和基本医学知识，或进行过专业的月子护理培训的。正规家政公司有一套对月嫂的严格审查程序，家人必须验看这些证件。

3 月嫂要身体健康。正规的月嫂必须进行一个全面的身体检查，包括乙肝五项、妇科检查等体检项目，合格者才有资格做月嫂。

4 家人要统一观念。有时新妈妈想请月嫂，但是家人可能观点不一，存在矛盾。月嫂选定后若退单或者入户工作后会遇到很多困难，所以，家人提前统一意见很重要。

5 进行面试。只有通过面试才能知道所选月嫂是否专业。提问不妨多从实际工作出发，比如你带过多少宝宝、宝宝呛奶怎么办……看月嫂是否经验充分，同时也要注重考察其人品。

6 签订合同。请月嫂时，要先预定月嫂，再签订合同。不可贪图便宜，与月嫂私下签订合同，在月嫂服务过程中，如果出现纠纷，新妈妈有理也说不清。

7 明确自己的要求。在请月嫂前，新妈妈应该把自己的要求尽量讲清楚，了解月嫂的性格，避免到时候相处不来。

8 及时与月嫂沟通。在月子期间，新妈妈要与月嫂及时沟通，直接告诉月嫂你的喜好或提出建议，不要碍于面子，这样问题就很容易解决了。

月嫂面试问题一览表

- 我可以带您去医院体检一下吗？
- 您对母乳喂养有什么看法？
- 宝宝睡不着怎么办？
- 宝宝为什么会有湿疹？
- 怎样给宝宝做脐部护理？
- 您觉得哪种吸奶器效果好？
- 请问新生儿有哪些早期智力开发的内容？
- 新生儿为什么会容易溢奶？
- 在家里需要用什么给伤口消毒？（分剖宫产和顺产）
- 生理性黄疸和病理性黄疸有什么区别？该如何区分呢？

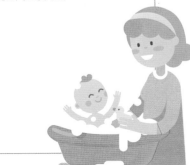

选好月子会所，舒服又不累

越来越多的女性在分娩之后就直接住进了月子会所，请专业的团队来照顾月子。选择一家好的月子会所需要花很长一段时间，甚至需要你们在宝宝还未出生前，就把周围的月子会所都打听一遍，因为好的月子会所都要提前预订。选好入住的月子会所后，多去熟悉一下那里的环境，和主要人员交流，并根据情况，按照指导做好相应的准备。

选择月子会所需要考虑的因素

月子会所的口碑	这一点对于外行人来说是很难判断的，可以先从多种渠道收集一下有关信息，再做选择。比如看月子会所的等级，如果自己的同事和亲戚住进过月子会所，可以听听他们的介绍
母婴分室还是母婴同室	母婴分室，宝宝会被放在新生宝宝室由专人看护，新妈妈产后能得到较好的休息。母婴同室，虽然新妈妈有时休息不好，但是新妈妈可以和宝宝保持亲密接触
是否倡导母乳喂养	在倡导母乳喂养的月子会所，护理人员会鼓励新妈妈母乳喂养，并及时给予相关指导，教新妈妈哺乳的方法和乳房按摩法等
产后恢复	专业的月子会所，会指导新妈妈产后运动，帮助恢复形体等，并提供产后心理指导、淡化妊娠斑及妊娠纹的方法等服务
主要照顾人	一名月嫂负责照顾母婴的全部工作，其间配有儿科、产科、中医科大夫和护士查房。缺点是月嫂太累，导致对新妈妈照顾不周，同时打扰新妈妈休息的人很多；团队照顾，享受 VIP 待遇，价格昂贵
是否有相关的新生宝宝服务	这点主要是看是否提供新生宝宝游泳、按摩和抚触等服务，针对新生宝宝的检查制度是否完善

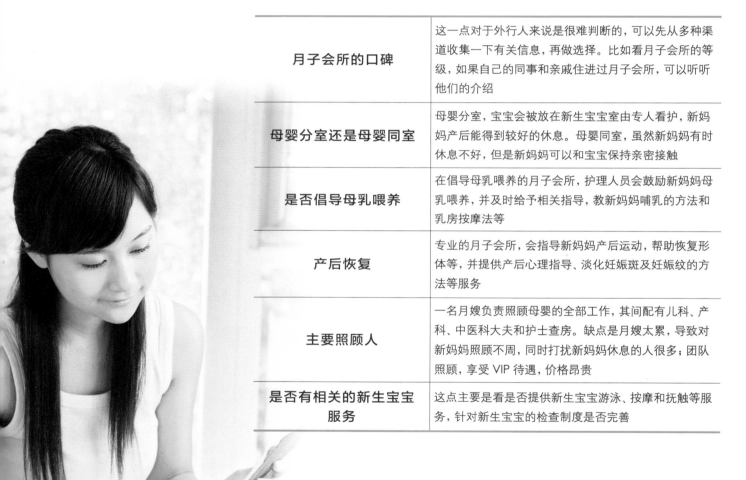

孕妈妈要提前精心选择月子会所。

高龄新妈妈身体恢复慢中求胜

现在晚婚晚育的女性越来越多，并且随着二胎政策的放开，35 岁以后做新妈妈的并不少见。但是，高龄新妈妈生产过后，身子更弱，身体恢复要比适龄新妈妈慢，需要更加精心地调理。

调养不少于 100 天

高龄新妈妈因为新陈代谢减慢，各个器官的恢复能力减弱，所以产后休息的时间要比适龄新妈妈多。我们所说的"坐月子"就是医学上常说的"产褥期，"一般指产后 6 周。但身体的恢复需要一个过程，有些伤口表面上看似好了，实际上没有彻底恢复，所以高龄新妈妈休息尽量不少于 100 天。这段时间一定要保证充足的睡眠、适当的运动、科学均衡的饮食，最主要的是保持愉悦的心情。

积极面对情绪问题

高龄新妈妈体内激素变化较大、恢复期延长，更易面临负面情绪的影响。尤其是高龄新妈妈，好不容易盼来宝宝，势必会将全部心思放在宝宝身上，会担心宝宝出现什么问题，这种过度关注往往会引起高龄新妈妈的焦虑。遇到此类情况，高龄新妈妈一定要及时调整心态，或咨询专业人士，不要将坏情绪积压下来，否则会影响到身体恢复。

高龄新妈妈更要预防妇科疾病的侵扰。由于高龄新妈妈的新陈代谢减慢，盆底肌、子宫及韧带的恢复能力都有所下降，阴道自净能力降低，容易导致各种妇科疾病的产生。所以，高龄新妈妈更要注意保持会阴的清洁，同时做些促进盆底肌、子宫恢复的按摩，千万不要过量用药，否则会破坏阴道的酸碱度。

产后滋补要适量

高龄新妈妈因为年龄较大，更容易发生妊娠高血压、妊娠糖尿病、产后贫血等，产后身体也会比年轻的新妈妈更虚弱，更加需要滋补。所以产后更要吃富含优质蛋白质的食物，饮食宜清淡可口、易于消化，且富含营养。但需要注意的是，高龄新妈妈体质较弱，过量的营养不能吸收，所以，滋补一定要适量，并且注意营养均衡。

月子期间的饮食宜清淡可口，易于消化。

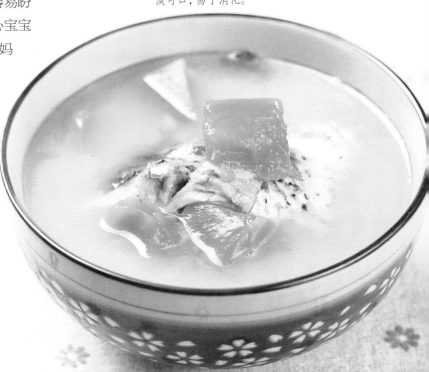

双胞胎新妈妈需要双倍付出

当两个天使同时降临时，新妈妈的愉悦心情不言而喻：一次辛苦，两重收获。但是在接下来的月子期间的调理中也需要加倍注意。

双倍付出

怀孕的时候，单胎孕妈妈临产时的子宫重量是原来的 20 倍，容量是原来的 1 000 多倍。双胞胎孕妈妈要负担两个宝宝的代谢，肾脏、肝脏、心脏等器官的负担比单胎孕妈妈要多得多。双胞胎新妈妈孕期付出得多，生产后要恢复到孕前状态也需要更多的时间，因此月子期间的调养需要倍加注意。

双倍营养

哺乳的双胞胎新妈妈，月子餐的搭配尤其重要，既不能吃得体形变样，又要调养好身体，还要照顾到宝宝对母乳的需要。所以，双胞胎新妈妈在增加餐次的同时，在营养搭配上更要花点心思。

双倍操心

月子期间，是双胞胎新妈妈最辛苦的时期，并将大大影响哺乳的成功率，请个月嫂照顾月子很有必要。同时，最好放弃婴儿床，选择与宝宝们同床，新妈妈睡中间、宝宝们睡两边，这样无论哪一个要吃奶，新妈妈只要转身即可供应，可在相对不费力的情况下应付双倍的密集吸吮。还可以准备一种"双胞胎哺乳环垫"，这样能把两个宝宝放在上面同时喂奶。

另外，最好将双胞胎宝宝的喂奶时间调成一致，这样新妈妈才能有较长的休息时间。但是双胞胎新妈妈不能太苛求，因为宝宝的生理时钟还是会有个别差异。

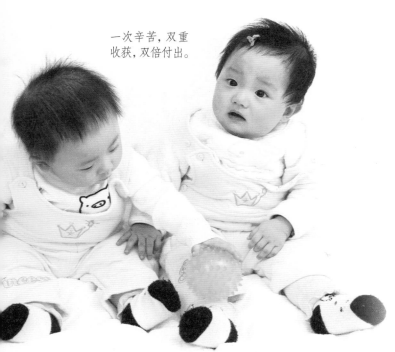

一次辛苦，双重收获，双倍付出。

爸爸多重角色

在月子期间，新爸爸的角色可是多重的，不只升级为新爸爸，还是新妈妈的心理咨询师，更是家里的总管。尤其是双胞胎新爸爸，因为家里多了两个宝宝，家庭事务一定会增加很多。新爸爸要对家人或月嫂的工作做出合理的安排，为新妈妈的休养营造一个安详快乐的环境。

月子病一定要在月子里治吗

过去人们常说"在坐月子时，如果没有保养好身体，就容易落下病根"，这是有道理的。可以说产后是女人身体最脆弱的时候，非常容易受疾病侵扰。在坐月子期间，新妈妈无论如何都要注意疾病的预防和治疗。

很多疾病，经过充分的卧床休息和良好的营养补充，都可以治愈。而"坐月子"恰恰能提供这样的治疗机会，这就使得有些人误以为"月子里的病非得月子里治不可"。

对于"月子病"，无论是中医还是西医，都主张及时治疗，以免留下后遗症。但是有些疾病，例如细菌感染性疾病，只靠休息和营养是很难治愈的，还必须要有相应的药物治疗，所以说月子病不一定都能在月子里治好。

第一胎月子没坐好，生个二宝能调回来吗

很多新妈妈特别后悔没坐好月子，常常觉得腰疼、胳膊疼，有二胎计划的就把希望寄托在第二次坐月子上，认为可以把之前落下的月子病给纠正过来。

坐好月子确实容易调理好月子病。首先，坐月子时，人体各个脏腑、关节都会发生变化，功能也会得到明显的改善。其次，坐月子期间，新妈妈除了照顾宝宝，恢复身体是主要的任务，充分的休息和充足的营养能养好气血，而且没有工作压力或琐事打扰，当然能缓解以前落下的月子病。

二胎新妈妈坐月子，尽量好好调整，这样可以缓解身体先前造成的损伤，并防止落下其他病症。新妈妈们如果能以坐月子的心态对待平时的休养，也能将身体养得棒棒的。

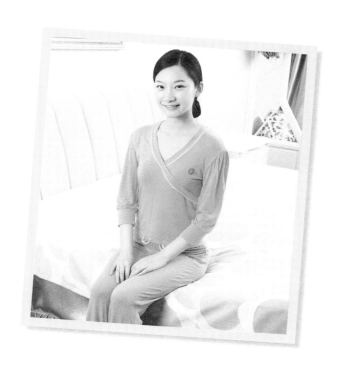

坐好"小月子"，恢复迅速不影响受孕

正常的生产过程是瓜熟蒂落，自然而然；而小产犹如生摘青果，不管是自然流产还是人工流产，都会给身体造成一定的伤害。小产后，小月子的恢复非常重要，要为下一次受孕做好准备。

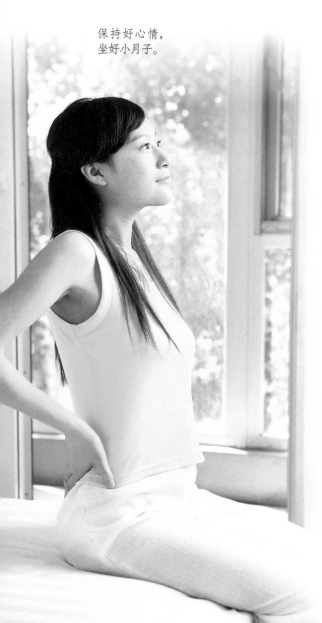

保持好心情，
坐好小月子。

➕ **心理调节。**小产女性在承受身体疼痛的同时，还要承受心理上的煎熬，特别是做人工流产的女性，想到与这个世界无缘的小生命，内心的愧疚感会使自己陷入负面情绪，而不良的情绪会极大地影响身体恢复。坐小月子时，女性一定要注意心理调节，保持积极向上的状态，才能更好地为下一次怀孕做准备。

🍴 **饮食调理。**在饮食上，和正常坐月子一样，不能喝冷水，不能吃生冷的食物。同时，多吃富含蛋白质的食物，如猪肝、鸡蛋、鱼、瘦肉等，蔬菜水果也要适量摄入，当然寒性的蔬果要尽量避免。有一点需要注意，最好不要吃下奶的食物。

➕ **适量运动。**在日常生活中，也和正常坐月子一样，少用眼睛，注意保暖，多卧床休息，但也要进行适量的运动。尽量不要外出，特别是手术后的一段时间，吹点冷风就很容易头疼。从一定程度上来说，坐小月子比正常坐月子还要重要，因为要为下一次受孕做好准备，养好身体。

关于"小月子"的女人私房话

刚刚发育的乳腺停止生长，腺泡变小直至消失，乳腺复原。但是这种复原通常并不完全，很容易诱发乳腺小叶增生，造成乳腺肿块及乳房疼痛。所以要第一时间疏"通"乳房经络，使突然停滞下来的气血运行起来。子宫内膜不可避免地受到损伤，这使子宫自身抵抗力下降，可能会感染一些难言的疾病。因此在月子里要对子宫进行全面保护，必须禁止同房，根据不同流产或引产类型，遵循医生的建议避孕。

别混淆产后情绪低落和产后抑郁

在若干年前，人们还以为产后抑郁症只是极个别新妈妈才会有，是常见于西方社会中的问题。近年来，随着对这种病症的了解，人们终于认识到被产后抑郁症折磨的新妈妈并非少数。更有资料表明，我国患有产后抑郁症的新妈妈数量明显增多。过去，新妈妈产后抑郁的真实情况之所以被低估，可能是因为她们不善于用语言表达抑郁情绪，常常隐忍着自己的感情。随着医学发展，人们开始越来越注重新妈妈的心理问题。

产后抑郁值得全家重视

尽管在坐月子期间，新妈妈能得到家庭的支持，但是由于社会的变革及家庭组织结构的改变，产后抑郁症的问题依然很突出，因此对女性的心理健康也应该仔细评估。想要通过典型症状来判定产后抑郁症并不容易，人们常常会把产后情绪低落与产后抑郁症混淆起来。通常而言，产后情绪低落持续时间不长，而且不经治疗可以自行痊愈；产后抑郁症却恰恰相反，当新妈妈出现疲倦、精力下降、食欲减退、便秘、睡眠障碍等症状时，要给予高度重视。

月子中的新妈妈，经历了分娩，生活及角色的变化，加之体内激素的变化，情绪会有所波动。

如果负面情绪长期积郁，就有可能造成新妈妈产后抑郁。产后抑郁不仅影响新妈妈身体恢复，以及对宝宝的感情，还会给家庭生活造成影响，要早重视、早疏解。

男性也要谨防产后抑郁

现在，越来越多的数据显示：许多新爸爸也正被产后抑郁症折磨着——新增加的责任、生活方式的改变、分担新妈妈照顾宝宝的重任，以及睡眠不足等都是造成男性产后抑郁症的"导火索"。新爸爸们千万不要忽略自己的精神健康，倾诉压力、运动以及改掉不良习惯（男人在抑郁时更容易陷入酗酒吸烟的"疯狂"状态）能帮助改善心情。若抑郁现象持续加重，请不要等待，要及时向专业人士（如心理医生）寻求帮助。

压力越大，越容易抑郁

压力越大，越容易抑郁。一方面是因为生活、角色和体内激素的变化。另一方面，由于面临的社会压力和精神压力较大，考虑问题多，情绪较复杂，易发生抑郁。但是，不是所有的产后坏心情都是产后抑郁。

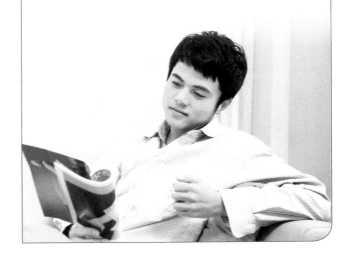

特殊新妈妈的产后护理

新妈妈由于生产时过于劳累、出血及子宫内留有创面，加之产后哺乳，使体力大量消耗，身体抵抗力下降。此时那些患有高血压、糖尿病等妊娠并发症的新妈妈更要注意产后护理。

高血压新妈妈

饮食清淡

月子里，家人给高血压新妈妈做饭菜都会犯愁，因为放盐会导致新妈妈血压升高，不放盐，没有味道，新妈妈不爱吃。其实，完全可以采用一些措施，既可以减少盐的摄入量，又能保证食物美味。

 建议食用低钠盐。低钠盐就是钠含量较低的食用盐。虽然低钠盐中钠含量比普通盐少，但咸度却和普通盐差不多，所以烹调时宜用低钠盐。另外，低钠盐中钾和镁的含量较高，有助于降血压，非常适合高血压新妈妈。

 减少"隐形盐"。除食用盐外，像酱油、黄豆酱等也含有较多的盐。一般情况下，20毫升酱油中含有3克盐，这些盐也应该计算在每天6克盐的限量内。除此之外，一些咸菜、榨菜等咸味食品也含有大量的盐。所以，产后新妈妈要注意减少日常生活中隐形盐的摄入。

 采用低盐又美味的烹调法。烹饪时，不要先放盐，出锅前将盐撒在食物上，这样盐附着在食物的表面，能感觉到明显的咸味，又不至于过量；刚开始低盐饮食时，如果觉得口味太淡，可在饮食中用醋、柠檬汁、番茄汁等调味，既可以减盐，又可以让味道更好。

 缓慢起床，避免血压波动大。早晨起床，新妈妈起床不要过急。可先在床上仰卧，活动一下四肢和头颈部，使肢体肌肉和血管平滑肌恢复适当张力，以适应起床时的体位变化，避免引起头晕。然后慢慢坐起，稍活动几次上肢，再下床活动，这样血压就不会有大波动。

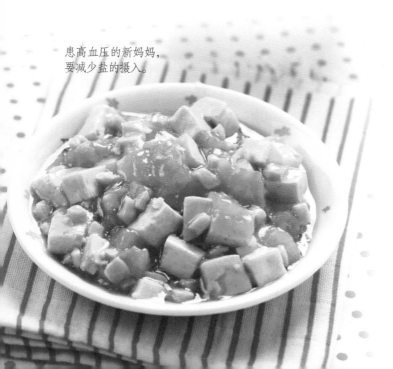

患高血压的新妈妈，要减少盐的摄入。

糖尿病新妈妈

食物血糖生成指数要关注

食物血糖生成指数（Glycemix Index，GI）就是指一种食物能够引起人体血糖升高多少的能力。因此，利用食物血糖生成指数合理安排好新妈妈的膳食，对于调节和控制人体血糖有很大好处。一般来说，只要将一半的食物从高血糖生成指数食物替换成低血糖生成指数食物，就能在改善血糖问题这方面获得显著的效果。

当血糖生成指数在 55 以下时，可认为该食物为低 GI 食物。当血糖生成指数在 55~70 时，该食物为中等 GI 食物。当血糖生成指数在 70 以上时，该食物为高 GI 食物。由于食物种类成千上万，此处便不赘述，可自行查询血糖生成指数表查询具体数值。

食物的生熟程度也会影响血糖指数。一般来说，成熟水果或蔬菜中糖的含量会高于没有成熟的水果或蔬菜，挑选水果时，最好不要选择那些熟透甚至有酒精发酵味的。

每天补充 2 000 毫升水

哺乳新妈妈每天对于水的需求量要多于普通人，除去饮食中含有的部分水外，还应补充 2 000 毫升左右的水，可选择白开水或者牛奶、豆浆等，不宜饮用含糖饮料。另外，在摄入蛋白质食物较多、大量出汗等情况下，都应适当多喝水。

需要特别注意的是，一些糖尿病新妈妈由于经历了分娩，产后身体虚弱，如果出汗过多，很容易发生严重脱水，所以一定要格外注意补水。

保证高质量睡眠

健康的生活方式不仅包括规律的饮食和积极的运动，还应注意一天的睡眠时间。新妈妈就寝时间不要太迟，最好在晚上 10 点之前，第二天早晨在 6~8 点起床。如果因为夜晚要哺乳，难以保证睡眠时间和质量，第二天白天一定要补觉。不过，最好确保在早晨 8 点之前起来进食早餐，这样才能使血糖不受睡眠影响。

及时防治便秘

便秘对普通人来说只是个很平常的毛病，多喝水、多吃水果、经常锻炼就会缓解。但是，对糖尿病患者来说，便秘是需要引起重视的症状。这是因为，糖尿病导致的自主神经病变可引起顽固性便秘。排便是身体清理垃圾的过程，而长期便秘会导致有毒物质长期留存体内，从而导致各种并发症。

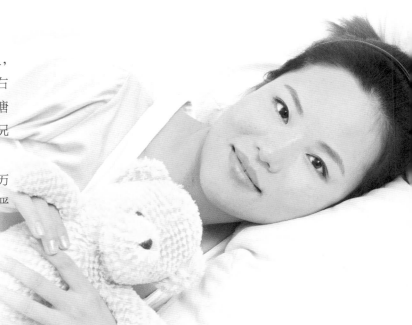

血脂异常新妈妈

多吃白肉，少吃红肉

　　血脂异常的新妈妈在摄入肉类的时候，尽量选脂肪少的瘦肉，夹有脂肪的肉，如五花肉等都不宜多吃。另外，最好远离腊肉、香肠、咸肉等，吃鸡肉时最好不吃皮。

　　鱼肉中不饱和脂肪酸高达 70%~80%，是降低血脂的重要物质。而不饱和脂肪酸中的 ω–3 脂肪酸是人体自身所不能合成的，必须通过食物才能获得，属于必需脂肪酸。这种必需脂肪酸具有降低血液中胆固醇含量的作用，人体一旦缺失，就会很容易出现血脂异常。

　　ω–3 脂肪酸的食物来源较少，像我们平常常吃的谷类及蔬菜等，几乎都不含这种脂肪酸，而海鱼中 ω–3 脂肪酸的含量却很丰富，如带鱼、黄鱼、鳕鱼等。因此建议每周吃 3 次海鱼来保证身体所需的 ω–3 脂肪酸的量。

低脂烹饪方法

　　血脂异常的新妈妈，如果选择吃红肉，在烹饪时，可以运用一下减少肉类脂肪的技巧。

　　①在烹饪前去掉肥肉和皮等油脂多的部位。

　　②五花肉等油脂多的肉类，可以放在筛子上，用热水淋一下去除多余的油脂。

　　③油脂多的肉类可以用热水焯烫一下，然后放凉，水面会出现一层白色的固状油，去除后再烹饪。

　　④将肉片切成薄片，可以增加表面积，烹饪过程中，油脂更容易被去除，进而减少油脂的摄入。

　　烹调油包括植物油和动物油，而植物油中不饱和脂肪酸含量居多，有助于防止动脉硬化，预防血脂异常。由于不同的油，脂肪酸构成不同，营养特点也不同，因此，应该经常更换烹调油的种类，食用多种植物油。

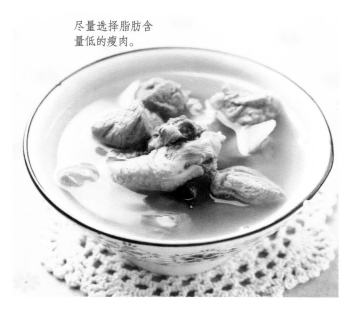

尽量选择脂肪含量低的瘦肉。

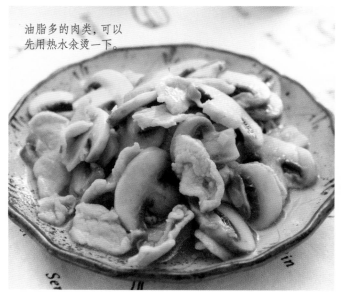

油脂多的肉类，可以先用热水氽烫一下。

素食新妈妈

素食新妈妈可能缺乏的营养

　　如果是蛋奶正常摄入的素食新妈妈，那么营养元素是可以满足的。但也有部分严格素食主义新妈妈，在哺乳期不仅不吃肉食，蛋奶也不摄入，这时就需要额外补充维生素 B_{12} 了。此类维生素只能从肉类、蛋类食物中摄取，对宝宝的生长发育非常重要。具体如何添加，可以去医院咨询营养师。

　　不能接受鱼的腥味而长期不吃鱼的新妈妈，可能会缺乏蛋白质、脂肪、矿物质及维生素 D、维生素 A，这类新妈妈需要补充 DHA 含量大于 80% 的鱼油。坚果中脂类含量丰富，可以作为优质脂肪的一种营养补充剂，不爱吃鱼的素食新妈妈也可以用坚果作为加餐。"奶素食新妈妈"和"奶蛋素食新妈妈"会食用乳制品和蛋类，而摄取的奶制品、豆制品和蛋类等，可预防营养素的缺乏。

吃素可以，但营养不能缺

　　建议严格素食的新妈妈在哺乳期间寻求哺乳营养专家的意见，并应特别注意获取以下营养成分：

　　维生素 B_{12}。维生素 B_{12} 是周围神经功能发挥所必需的，可通过服用维生素 B_{12} 增补剂或是食用富含维生素 B_{12} 的食物避免维生素 B_{12} 缺失。

　　锌。锌对于健康的肌肤和免疫系统来说是必需的，可以通过服用谷物、豆腐等食物避免缺锌。

　　维生素 B_2。也被称为核黄素，对于保持细胞膜的健康状态是必需的。如果缺失，皮肤会不健康，人也会感到疲劳。

　　脂肪。脂肪是母乳中最重要的营养成分之一，对宝宝大脑发育起着重要的作用，可通过服用 DHA 胶囊或食用亚麻籽油、大豆油和菜籽油来补充。

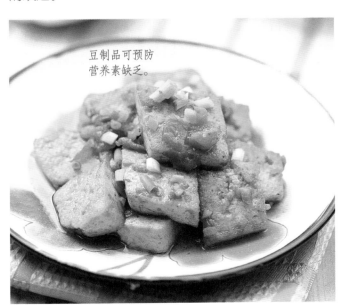

豆制品可预防营养素缺乏。

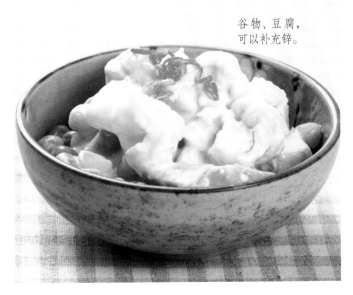

谷物、豆腐，可以补充锌。

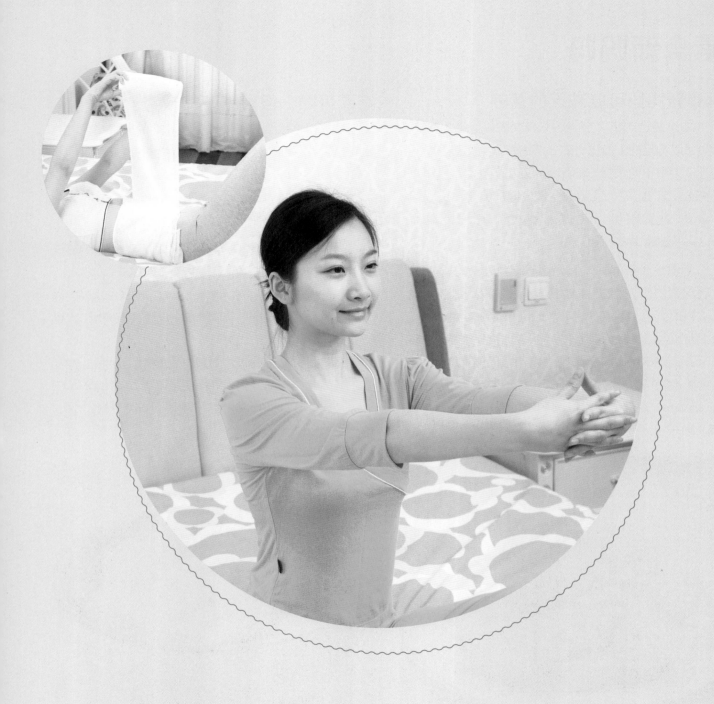

产后护理：从每一个细节开始爱自己

　　"坐月子是女人重生的第二次机会。"新妈妈及其家人应掌握产后护理细节，学会科学地坐月子。本章内容设有"产后每周看重点"专栏，并对产后42天中的每一天做出了详细规划，新妈妈可逐一对应解决自身问题。同时，本章内容还为新爸爸提出了护理建议，这有助于为新妈妈带来好心情，使家庭关系更为和睦。坐月子是新妈妈身体恢复的关键时期，家人无论从身体上，还是心理上都要给予新妈妈更多的理解、支持和照顾，防止新妈妈落下月子病。

产后第 1 周看重点: 重视产后 24 小时

　　产后第 1 周,因为身体上的不适以及需要照顾刚出生的宝宝,新妈妈可能还一时无法适应产后的生活,但也不要忽视对自己的照顾,因为产后各个器官都处于重要的恢复期。下面就来看看本周新妈妈身体的变化以及相应的护理方法。

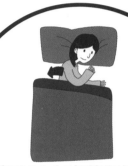

肠胃: 消化功能正在恢复

此时新妈妈的消化功能还在恢复中,家人可为其多做一些开胃的汤汤水水。

产后 24 小时对新妈妈很重要,家人要用心看护

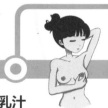

乳房: 开始分泌乳汁

宝宝刚出生,新妈妈可能因为没有足够的乳汁而满足不了他的需求,这是正常的现象,大约在产后第 3 天,有些新妈妈才会有乳汁分泌。

家人也不应当过早地给新妈妈喝催乳汤,以免导致乳腺堵塞,而是应当让宝宝多吸吮,配合按摩手法疏通乳腺。

子宫: 逐日收缩变小

本周新妈妈的子宫会慢慢地变小,但要恢复到怀孕前的状态至少要经过 6 周左右的时间。此时,新妈妈要注意避免盆浴、性生活等,以防造成子宫感染。

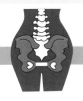
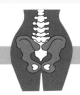

骨盆：稳固性较差

本周，新妈妈的骨盆底部肌肉张力会逐渐恢复，水肿和瘀血也会逐渐消失，但骨盆仍缺乏稳固性。新妈妈可以做一些骨盆恢复操、瑜伽等运动，帮助其恢复。

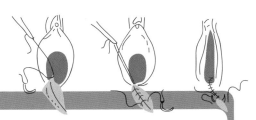

伤口：侧切、剖宫产伤口正在愈合

生下宝宝后，疼痛不会消失，尤其是剖宫产的新妈妈，缝合部位的疼痛感会更加明显。但再坚持 3~5 天，伤口愈合情况就会有所好转。新妈妈可以补充一些食物促进伤口愈合。

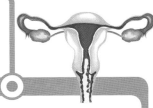

恶露：血性恶露开始排出

本周正是新妈妈排出恶露的关键期，恶露起初为鲜红色，几天后转为淡红色。

新妈妈除了注意观察恶露的颜色和恶露量外，还应坚持给宝宝喂奶，这不仅能够促进乳汁分泌，还有助于子宫收缩、排出恶露。

本周大事件提前规划

产后第 1 周，新妈妈的生活将发生很多改变，这难免会导致新妈妈爸爸手忙脚乱。下面就将本周可能会遇到的事情一一列举出来，以供新手爸妈参考。

- ☑ 产后半小时开奶，促进泌乳
- ☑ 产后会有出血，注意观察出血量
- ☑ 肠道功能会有所恢复，注意及时排大小便
- ☑ 有些新妈妈开始分泌母乳，注意乳房清洁
- ☑ 母婴健康就可以出院，注意保暖，以防着凉
- ☑ 血性恶露开始排出，可以喝生化汤

产后第1天 产后24小时最关键

新妈妈刚刚经历了分娩，见到期待已久的宝宝，除了满心的喜悦外，很多新妈妈还会觉得疲惫、身体虚弱。此时新妈妈要好好修养，尤其是在刚刚分娩后的一两天内，应尽量在相对安静的环境下闭目养神，所有与亲人联系，向亲朋报告喜讯的事情都可以交给新爸爸去做。

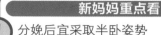

新妈妈重点看

! 分娩后宜采取半卧姿势

分娩之后，采取半卧位姿势休息，可以消除疲劳，避免压迫侧切的伤口，对恶露排出也有好处。

产后还有很多事需要做

分娩后，疲惫感也会袭来，但新妈妈需要关注以下几个方面的事情。

 关注出血量。 产后出血是产后第1天最需要注意的问题。正常情况下，新妈妈在分娩结束后出血量会逐渐减少，如果出血量较多，或阴道排出组织都应及时告知医生。产后24小时内若感到会阴部，或肛门有下坠不适、疼痛感，也应咨询医生。

 及时小便。 排尿是新妈妈最容易忽视的问题，顺产的新妈妈分娩后4小时即可排尿。少数新妈妈排尿困难，发生尿潴留，应鼓励新妈妈尽量起床解小便；如果排不出，可用手轻按小腹下方，或使用温水袋敷小腹，一般就会有尿意。

 分娩半小时后开奶，促进泌乳。 分娩半小时后，顺产后的新妈妈可在护士的协助下，尝试给宝宝喂奶。新妈妈的第一次哺乳要坚持早接触、早吸吮的原则。

 爸爸这样做：婉拒探视

宝宝刚出生，有些亲戚朋友会前来探望，这会影响产后新妈妈休息，容易使新妈妈身体感染细菌、病毒；也不利于宝宝的健康，所以最好不要与外界过多接触。

定时量体温

产后发热是大事，不要以为只是头痛脑热而等闲视之。新妈妈在产后一定要定时量体温，如果发现体温超过38℃就要当心。

病理发烧最常见的原因是产褥感染，也就是俗称的"产褥热"。引起产褥热的原因很多，有产道感染、泌尿系统感染、乳房感染等。如果治疗不及时，则有可能加重病情。

区分产后体温升高和产褥热
产后新妈妈体温会有所升高，会达到37.5~38℃，但会渐渐恢复正常，如果体温超过38℃，一定要询问医生。

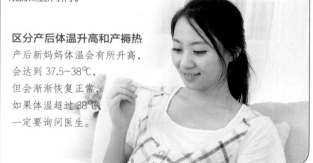

 坐月子新老观念大PK

越晚下床越好： 这种说法是不科学的。顺产新妈妈在产后6~12小时下床活动有利于恶露排出，还有利于身体恢复。

产后第 2 天 下床稍微活动一下

新妈妈此时一定正享受着家人贴心的照顾，但新妈妈不要把自己当作一个"病人"，整日卧床不起。产后新妈妈下床稍微活动一下，对身体复原是很有好处的。

新妈妈重点看

血性恶露增多

产后第 2 天，恶露呈鲜红色，这是血性恶露，会持续 2 周以上。在此期间，要注意保持私处卫生。

下床活动的宜忌

早下床有利于产后恢复。分娩时新妈妈消耗了很多体力，感到非常疲劳，需要好好休息，但长期卧床休息、不活动也有很多坏处。早下床活动可以促进子宫内积血排出，减少感染的发生，还可促进肠蠕动，早排气，防止肠粘连，这对剖宫产新妈妈是很重要的。另外，早下床活动有利于防止便秘、尿潴留的发生，还能预防痔疮。

 宜有人搀扶。产后新妈妈体力还未恢复，身体较为虚弱，所以第一次下床应有家人或护理人员陪伴协助，且注意行走应慢而轻柔，这样可以避免体虚摔倒，也能预防缝合的伤口裂开。

 出现头晕立即坐下。如果产后新妈妈有头晕现象，要立刻坐下来，把头向前放低，在原地休息，喝点热水，等到眩晕现象得到缓解再回到床上。

 忌空腹下床排便。下床排便前，要先吃点东西才能恢复体力，以免昏倒在厕所。排便的时间如果较久，站起来的动作要慢。

 不要起身过猛。起身过猛容易引起晕眩，使产后新妈妈摔倒，可以先在床上坐 5 分钟，确定没有不舒服再起身。

随时预防伤口裂开

做了剖宫产的新妈妈和会阴侧切顺产的新妈妈要随时防止伤口裂开。下地活动时，动作应缓慢，避免做屏气、拉伸腹部及会阴部位的动作。宜吃蛋白质丰富的食物，宜补充维生素 A，宜穿产妇专用的大号内裤，保持透气卫生。

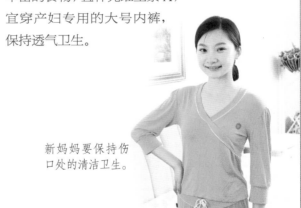

新妈妈要保持伤口处的清洁卫生。

 爸爸这样做：把日用品放在新妈妈容易拿到的地方

新爸爸应将家中梳子、毛巾等日用品放在伸手即可拿到的地方，避免新妈妈拿东西的时候因动作过大引起身体不适。

产后第3天 乳房充盈起来了

新妈妈是不是开始感觉到自己的乳房变得丰满了，这是一个好现象，意味着你即将开始分泌乳汁。此时新妈妈要注意让宝宝多吸、勤吸，同时也要做好乳房的保健工作。

新妈妈重点看

"清空"乳房防胀奶
新妈妈要及时吸空乳房，防止胀奶引发乳房不适或乳腺炎。洗个热水浴，可以帮助"清空"乳房。

保护好宝宝的"粮袋"

初乳营养价值极高，还含有免疫物质，对宝宝的健康非常重要，是足月健康宝宝所需要的重要食物。随着宝宝一天天长大，他的胃容量慢慢变大，需要的母乳量会逐渐增多，所以新妈妈要护理好自己的乳房。

 坚持戴文胸。文胸能起到支持和扶托乳房的作用，有利于乳房的血液循环，使乳汁量增多，还可避免乳汁淤积而得乳腺炎。

 按摩乳房。每晚临睡前或是起床前按摩乳房，将一只手的食指、中指、无名指并拢，放在对侧乳房上，以乳头为中心，顺时针方向由乳房外缘向内侧画圈，两侧乳房各做10次。此法可促进局部的血液循环，增加乳房的营养供给，并有利于雌性激素的分泌。

 不宜采用俯卧睡姿。产后新妈妈的睡姿以仰卧为佳，产后新妈妈尽量左右侧卧轮流进行，避免一侧乳房受压过久。

 不宜用香皂洗乳房。香皂会洗去皮肤表面的角化层细胞，促使细胞分裂增生。若过多使用香皂等清洁用品，会破坏皮肤保护层。平时清洗用温开水即可。

了解你的乳汁

不同时期分泌的乳汁营养成分略有差异，这种差异正好适应了宝宝身体的需要。

初乳是指分娩后四五天内分泌的乳汁。呈淡黄色，较黏稠，含有丰富的热量和磷酸钙、氯化钙等盐类，并含有丰富的免疫类物质。

过渡乳是指分娩后6~10天分泌的乳汁。

成熟乳是分娩后11天~9个月分泌的乳汁。

晚乳是分娩10个月以后分泌的乳汁。

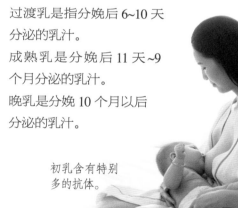

初乳含有特别多的抗体。

 爸爸这样做：多给新妈妈心理安慰

新爸爸要多鼓励妻子坚持母乳喂养，因为母乳喂养对新妈妈和宝宝都有好处，你不妨多说几句鼓励的话。对于母乳喂养遇到的问题一定要咨询医生。

掌握正确的哺乳方式

给宝宝喂奶，对有经验的二胎新妈妈来说是信手拈来，但新手新妈妈可就没有那么淡定了，抱着软软的小家伙，看着他无辜的大眼睛，笨笨地不知道该怎么喂奶。在这里，给新妈妈介绍几种常见的哺乳姿势，新妈妈可以从中找到最适合自己的哺乳姿势。

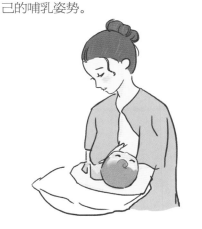

摇篮式做法。 新妈妈坐在床上，用一只手臂的肘关节内侧支撑住宝宝的头，使其腹部紧贴住新妈妈的身体，将乳头和大部分乳晕送到宝宝口中。

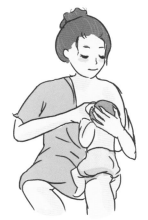

鞍马式做法。 新妈妈坐在床上或椅子上，宝宝骑坐在新妈妈的大腿上，面向新妈妈，新妈妈用一只手扶住宝宝，另一只手托住自己的乳房。

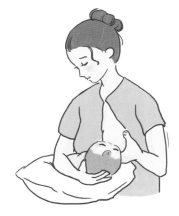

交叉摇篮式做法。 交叉摇篮式和传统的摇篮式相似，宝宝躺在新妈妈右胳膊上吸吮左侧乳房，新妈妈的右手扶住宝宝的脖子，托住宝宝。

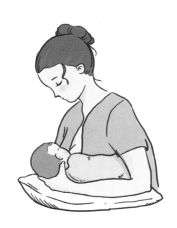

足球式做法。 让宝宝躺在床上，将宝宝置于手臂下，头部靠近胸部，然后在宝宝头部下面垫上一个枕头，让宝宝的嘴能接触到乳头。

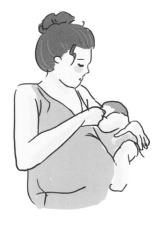

半卧式做法。 新妈妈半卧在床上，在宝宝头下垫个枕头，新妈妈把宝宝抱在怀中，一只手托住宝宝背部和臀部，另一只手帮助宝宝吃奶。

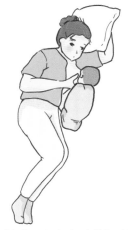

侧卧式做法。 新妈妈侧躺，然后让宝宝在面向新妈妈的一方侧躺，新妈妈手托乳房，将乳头送到宝宝口中。

产后第 4 天 洗个澡，干净又清爽

不管是哪个季节，如果伤口愈合了，家里有洗浴的条件，坐月子期间都可以洗头或洗澡。只要注意水温合适，洗后尽快擦干身体，及时穿好衣服，以免受凉感冒就可以了。

新妈妈重点看

洗澡后适当吃东西

洗澡后，如果有饥饿感，可以吃一些饼干等好消化易吸收的食物，以补充消耗的气血。

夏冬季洗澡注意事项

产后前几日，新妈妈身体虚弱，不宜淋浴，可以进行简单的擦浴，但绝不能盆浴，以免引起生殖道感染。会阴侧切和剖宫产的新妈妈应该视伤口的恢复情况选择洗澡的时间，伤口处要避免沾水。

 夏季洗澡温度不可过低。夏季天气炎热，加上产后大量出汗，新妈妈身上总是汗淋淋的，甚至起热痱，很不舒服，因此新妈妈需要洗澡。但是，即便是夏季，新妈妈洗浴的水温也不可过低，应以 37℃ 左右为宜，每次洗 5~10 分钟，洗后尽快擦干。否则会反射性地造成呼吸道痉挛，引起感冒。而且，新妈妈皮肤的毛孔全部张开着，身体受冷也易引起肌肉和关节酸痛。

 冬季洗澡前先打开浴霸。如果新妈妈在冬季坐月子，在洗澡之前，最好先打开浴霸，将室内温度调整至26℃ 后再进入。洗澡时，特别要注意水温适宜，最好在 37℃ 左右或稍热一点，严防风寒乘虚而入，也要避免洗澡时大汗淋漓，因为出汗太多易致头昏、胸闷、恶心欲吐等。

产后洗头需要注意的事项

洗头时应注意清洗头皮，用手指轻轻按摩头皮。

洗头的水温一定要适宜，冷暖平衡即可，最好在 37℃ 左右。

产后头发较油，也容易掉发，因此不要使用太刺激的洗发用品。

洗完头后应及时把头发擦干，或用吹风机吹干。

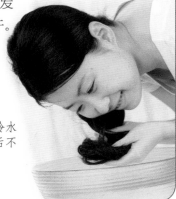

新妈妈不能用冷水洗头，洗完头后不能吹冷风。

 爸爸这样做：协助新妈妈下床走走

新妈妈长期卧床休息，不活动也有许多坏处。出院后新爸爸应适时协助妻子下床走走，促进子宫内积血排出，减少感染的发生。

产后第 5 天 可以出院了

在顺产的情况下，如果新妈妈和宝宝都没有什么问题，产后第 3 天，就可以出院。如果做了会阴侧切，或阴道裂伤做了缝合，就要等到伤口愈合后才能出院。通常情况下，在第 5 天时，医生就会主动告知顺产新妈妈可以带宝宝回家了。

新妈妈重点看

新妈妈会大量出汗
新妈妈在生完宝宝之后会大量出汗，这种情况会持续 2~3 周，需要适当饮水，还要注意皮肤清洁。

出院前的准备

新妈妈和宝宝一切正常的话，此时就可以准备出院了。新妈妈一定特别期盼带自己的宝宝回到温馨的家中，准备一下，待办完一切手续后，就可以出发了！

 穿保暖又方便的衣服。要根据出院季节准备合适的衣物，衣服尽量遮盖住身体，不要将手臂、双腿裸露在外。上衣要准备系扣的，因为回家途中可能要哺乳，系扣衣服比较方便。

 多与医护人员沟通。新妈妈出院前，需要经过医生检查，身体无大碍时方可出院。

 居家环境宜干净、整洁。一定要在产后新妈妈回家之前的两三天，将坐月子的房间打扫干净，并进行消毒。家里布置得干净整洁，对新妈妈产后护理有帮助，还能调节产后新妈妈的情绪。

 不宜住新装修的房间。出院后新妈妈不要住在新装修的房间内，因为建筑材料含有甲醛等有害物质，易影响免疫功能，导致疾病的发生。

 爸爸这样做：分担新妈妈的工作

新爸爸应主动分担家务并照顾宝宝，让新妈妈更好地休息。可以从如何抱宝宝开始学起，逐渐掌握照顾宝宝的技能，减轻新妈妈的负担。

室内温度、湿度要适宜

月子期间，新妈妈待在室内的时间长，保持室内温度、湿度适宜。新妈妈的房间温度最好保持在 20~25℃。冬季应特别注意居室内的空气不能过于干燥，可在室内使用加湿器或放盆水，以提高空气湿度。室内空气的相对湿度应保持在 55%~65%。

新妈妈的居室应坚持每天开窗通风两三次。

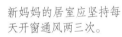

坐月子新老观念大 PK

坐月子就要卧床休息一个月：这种说法是不科学的。新妈妈完全卧床休息一个月不活动，不利于新妈妈身体恢复和心理健康。月子期间新妈妈要劳逸结合，适度锻炼。

产后第6天 子宫在慢慢缩小

新妈妈子宫在慢慢缩小，已经下降到肚脐和耻骨联合之间了，此时，子宫似孕12周大小，在耻骨联合处可摸到。同时，恶露依旧会陆续排出，乳汁分泌量也在增加。

新妈妈重点看

⚠ 新妈妈此时容易贫血
经过近几天的调养，新妈妈的消化能力有所恢复，可以适当吃一些清淡的补血食材，如菠菜、瘦肉、猪肝等。

保护好子宫

子宫在分娩后，会开始慢慢缩小，逐渐恢复到孕前大小。产后新妈妈要保护好子宫，以免造成子宫复旧不全、子宫脱垂、恶露淋漓不尽等情况。

 吃麻油猪肝汤。 麻油含有丰富的不饱和脂肪酸，能够促进子宫收缩和恶露排出，帮助子宫尽快复原。

 衣着宽大舒适。 有些新妈妈因体形发胖选择穿紧身衣来束胸或束腰，这样的装束有碍血液流通，如果乳房受压迫，极易患乳痈（奶疖）。正确的做法是，衣着略宽大，贴身衣服应选择棉制品，腹部可适当用布裹紧，以防腹壁松弛下垂，也有利于子宫复原。

 不宜盆浴。 月子期间洗盆浴时，皮肤或阴道口的细菌和洗澡用具上沾染的细菌，都能随洗澡水上行进入产道，增加感染机会，轻则导致会阴伤口发炎、子宫内膜发炎，重则向宫旁组织、盆腔、腹腔、静脉扩散，引起败血症，所以产后应选择淋浴。

 爸爸这样做：夜间给宝宝换尿布
体贴的新爸爸半夜里应该主动起床给宝宝更换尿布，避免导致宝宝出现"红屁股"。

 坚持哺乳好处多

坚持哺乳有助于子宫恢复，因为在哺乳期间会释放较多的催产素，所以哺乳新妈妈的子宫会比非哺乳新妈妈的子宫恢复得更快一些。

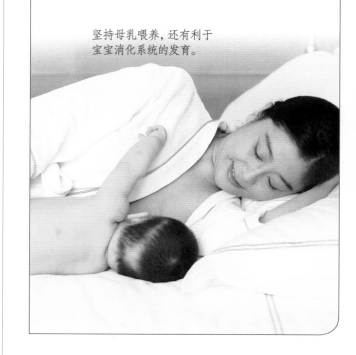

坚持母乳喂养，还有利于宝宝消化系统的发育。

产后第 7 天 会阴缝合部位基本愈合

实施了会阴侧切手术的新妈妈会阴缝合部位 1 周左右基本愈合，大概两周左右就会完全愈合，也有愈合慢的，需要 1 个月左右才会完全恢复。在此阶段，新妈妈切忌用力，勿提重物，避免性行为。

新妈妈重点看

骨盆疼痛怎么办
可去医院采用推拿按摩法治疗，或服消炎止痛药，并注意减少活动量。

侧切护理小妙招

在分娩时会阴部侧切的新妈妈要注意伤口的护理。下面就介绍护理侧切伤口的小妙招：

 保持会阴清洁。 在产后的最初几天里，恶露量较多，应选用消过毒的卫生巾，并经常更换。尤其是在拆线前，每天最好用 1:2 000 新洁尔灭等消毒液冲洗会阴两次。小便后用温水冲洗会阴部，并用干净的毛巾轻轻擦干，而不要用手纸。大便后要从前往后擦干，避免把肛门的细菌带到阴道。

 坚持坐盆辅助治疗。 伤口痊愈不佳时要坚持坐盆辅助治疗，每天一两次，持续两三周，这对伤口肌肉的复原极有好处。坐盆药水的配制应根据医生的处方或遵医嘱。如果伤口在左侧，应当向右侧睡；如果伤口在右侧，就应向左侧睡。

 ### 爸爸这样做：上班前安排好如何伺候月子

新爸爸的产假时间比较短，休完产假后就要恢复正常的上班时间。然而，此时新妈妈的身体还比较虚弱，宝宝也非常需要人照顾。是请月嫂还是找双方的父母帮忙，新爸爸都要提前安排好，不要到时候手忙脚乱。

如何减少会阴疼痛

医生建议会阴疼痛的新妈妈要注意卫生，并要锻炼盆底肌。下面是一些减轻会阴不适和疼痛的自助方法：

一定要避免触碰损伤的地方。不要长时间站着或坐着。

短暂的淋浴或坐浴也可以起到缓解作用。

产后尽快开始做些盆底肌肉练习。

至少每 4 个小时换一次卫生巾，并确保卫生巾垫得合适牢靠。

注意个人卫生，防止细菌感染。

坐月子新老观念大 PK

月子里应该多吃鸡蛋： 鸡蛋食用过多，身体不但吸收不了，还会影响肠道对其他营养的吸收，引起腹胀、便秘，所以这种说法是片面的。

产后第 2 周看重点: 关注产后器官恢复

经过 1 周的调养, 阴道周围组织和阴道壁因分娩出现的水肿和瘀血已经基本消失, 新妈妈的伤口基本上愈合了。出院回家后, 如何哺喂宝宝需要新妈妈学习和适应, 此外新妈妈也要注意自身的身体健康。

肠道: 运动促进肠蠕动

进入了产后第 2 周, 新妈妈更要注意饮食及日常护理, 避免便秘导致新妈妈焦虑不安。

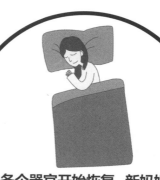

各个器官开始恢复, 新妈妈还是以充分休息为主

乳房: 乳汁分泌得更加顺畅

产后第 2 周, 新妈妈的乳汁分泌更加顺畅。此时, 新妈妈要做好乳房护理工作, 并且坚持让宝宝吮吸, 充分排空乳房。如果宝宝没有吸空乳房, 也要动手挤奶或使用吸奶器吸奶。这样才能更有效地达到刺激乳汁分泌的目的, 以供给宝宝源源不断的营养。

头发: 可能会脱发

产后新妈妈出现脱发是正常现象, 为了预防这些恼人的变化, 要勤于保养头发。比如, 用牛角梳梳头, 按摩头皮, 睡觉时宜散发等。

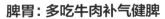

脾胃：多吃牛肉补气健脾

　　牛肉中蛋白质含量高，有补中益气、滋养脾胃、强健筋骨的功效。多吃牛肉，还能提高身体的抵抗力，在补血、修复组织等方面特别有效，适合产后气短体虚、筋骨酸软的新妈妈吃。

伤口：侧切、刀口基本愈合

　　实施了会阴侧切手术的新妈妈会阴缝合部位 1 周左右基本愈合，2 周左右就会完全愈合。在此阶段，新妈妈切忌用力，避免性行为，注意伤口的护理，保持清洁。

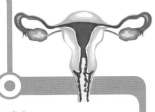

恶露：由鲜红变为浅红

　　本周恶露量比上周明显减少，较多的是坏死的蜕膜、宫颈黏液、阴道分泌物及细菌，恶露变为浅红色的浆液，有点血腥味，但不臭。新妈妈要留心观察恶露的质和量、颜色及气味的变化，掌握子宫恢复情况，保护好私处。

本周大事件提前规划

产后第 2 周，新妈妈基本都回到家中坐月子，在照顾好嗷嗷待哺的新生儿的同时，也要关注自身的恢复状况。以下几方面供新手爸妈参考。

☑ 胃口好转，催乳汤水不急喝

☑ 重视子宫恢复

☑ 恶露变成浆性恶露

☑ 产后应循序渐进做运动

☑ 母乳少别急着喂配方奶

☑ 脱发伴随其他症状宜重视

产后第 8 天 做适当的产后运动

分娩后，阴道变为松弛的管道，阴道周围组织和阴道壁出现水肿，淤血呈紫红色。如果没有严重的损伤，产后 1 周内，水肿和淤血就可迅速消失，组织的张力逐渐恢复，最好能做适当的产后锻炼，否则难以恢复到孕前的水平。

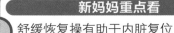

新妈妈重点看

! 舒缓恢复操有助于内脏复位
产后第 2 周是内脏恢复至孕前状态的关键时期，此时做些柔和的产后体操可以帮助新妈妈的内脏复位。

新妈妈运动前的准备

因为新妈妈的身体比较虚弱，在分娩过程中一些器官可能受到不同程度的损伤，所以不能贸然开始运动，做好充足的准备才能达到产后运动的目的，否则会适得其反。

 与医生沟通。 新妈妈可以就产后运动事宜与医生提前沟通，看新妈妈是否适合做运动、适合做什么运动、什么时间适合做运动等，让医生帮助新妈妈制订一个产后运动计划。

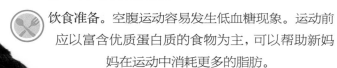 **饮食准备。** 空腹运动容易发生低血糖现象。运动前应以富含优质蛋白质的食物为主，可以帮助新妈妈在运动中消耗更多的脂肪。

 衣着准备。 最好穿纯棉的宽松衣裤，用干毛巾及时擦汗。

 新妈妈运动时不可缺水。 新妈妈运动前后 30 分钟都要喝 1 杯温开水，但是含糖饮料要少喝。

 产后应循序渐进做运动。 产后进行适当运动可以促进血液循环，增加热量消耗，防止早衰。但要注意应循序渐进做运动。

忌过早做剧烈运动

新妈妈在产后适当运动，对体力恢复和器官复位有很好的促进作用，但一定要根据自身状况适量运动。有的新妈妈为了尽快减肥瘦身，就加大运动量，这么做是不合适的。

大运动量或较剧烈的运动方式会影响尚未康复的器官恢复，尤其是剖宫产的新妈妈，会不利于剖宫产刀口的愈合。再者，剧烈运动会使人体血液循环加速，使肌体疲劳，运动后反而没有舒适感，不利于新妈妈的身体恢复。

 ## 爸爸这样做：陪新妈妈去户外散步

如果新妈妈恢复得很好，新爸爸可在天气晴朗时陪新妈妈到户外散散步，并时刻提醒新妈妈要休息。产后运动要以不感觉累为前提，千万不可为了早日恢复身材就操之过急，这样反而会影响新妈妈的身体健康。

产后第 9 天 气色差，身体虚

经过一周多的调养，新妈妈的身体已经有所恢复，但由于激素变化，还是会出现眼睛干涩、脱发等问题。这时候应加强日常护理，避免落下月子病。

新妈妈重点看

观察恶露

恶露量比上周明显减少，有点血腥味。要留心观察恶露的质和量、颜色及气味的变化。

月子期常见问题及应对方法

产后脱发、产后便秘、产后痔疮、产后腹部疼痛等症状不仅使新妈妈生理上感到不适，也会影响新妈妈的心情。因此要及时解决这些问题确保新妈妈气色好，身体佳。

 产后脱发有妙招。很多新妈妈在坐月子时会有不同程度的脱发现象。为减少脱发，哺乳期应当心情舒畅，保持乐观情绪，注意合理饮食。另外，还要经常用牛角梳梳头，或有节奏地按摩头皮；经常洗头，以刺激头皮，促进头部的血液循环。

 找对方法治便秘。新妈妈应该多喝水、多吃新鲜水果、多吃全麦或糙米食品。常下床行走，维持轻度的运动量，帮助肠胃蠕动，促进排便。避免食用咖啡、茶、辣椒、酒等食物和饮品并注意休息。

 多吃蔬果，预防产后痔疮。很多新妈妈产后饱受痔疮之痛。预防产后痔疮，要在饮食上加以注意，多食含膳食纤维丰富的蔬果，如木耳、海带、冬菇、竹笋、芹菜、菠菜、香蕉、柠檬等。

 低盐少脂防水肿

水肿不是孕期的"专利"，产后新妈妈同样也得预防水肿。一方面由于产后子宫变大，影响血液循环而引起水肿，另一方面，受到黄体酮的影响，身体代谢水分的状况变差，身体也会出现浮肿。那么，如何改善新妈妈产后水肿？

可以采用补肾活血的食疗方法，去除身体水分，如薏仁红小豆汤等。另外，饮食要清淡，还要吃脂肪较少的瘦肉或鱼类，以免加重肾脏负担发生水肿。

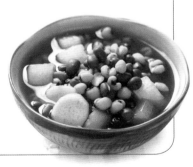

薏米能增强肾功能，并有清热利尿作用。

 爸爸这样做：为新妈妈做月子餐

新爸爸可以根据新妈妈的身体状况，为其做营养可口的月子餐，既可缓解新妈妈身体的不适，又能为她带来愉悦的心情。

产后第 10 天 睡得好很重要

今天，新妈妈或许也在为照顾宝宝而忙碌，是不是觉得很疲惫呢？此时，更要注意保证充足的睡眠，因为产后睡得好，新妈妈气色红润、身体好，照顾起宝宝来才会顺心、顺手。

> **新妈妈重点看**
>
> 调整作息时间
> 新妈妈最好和宝宝统一作息时间，即便是一两个小时，宝宝睡觉的时候，新妈妈也赶紧跟着睡。

做好睡前准备，预防失眠

产后，新妈妈的睡眠质量受诸多方面影响，如产后初期身体上的不适、担心宝宝要吃夜奶等。这些紧张、兴奋、抑郁、烦闷、焦虑等情绪常会引起失眠，新妈妈要学会自我调节。

 睡前调节灯光。新妈妈可以为自己营造一个温馨、舒适的月子环境，在睡前将卧室中其他的灯都关掉，只保留台灯或壁灯，灯光最好采用暖色调，其中暖黄色的灯光效果会比较好。

 每晚用热水洗脚。在经历了分娩以后，新妈妈气血亏虚，容易疲乏，此时每晚舒舒服服地用热水泡泡脚，对恢复体力、促进血液循环、缓解肌肉和经神疲劳大有好处，有利于睡眠质量的提高。

 睡前不宜进食。睡前两小时内不进食，否则会影响消化系统的正常运作；同时少喝含有咖啡因的饮料，如咖啡、汽水等，忌吃辛辣或口味过重的食物。

 睡前不宜胡思乱想。调理好自己的心情最为重要，心情调整好了，失眠的症状也会自然消失。睡觉之前，不要胡思乱想，听一些曲调轻柔、节奏舒缓的音乐有利于安睡。

制订"夜间看护计划"

对于宝宝的养护问题，其实新妈妈们没必要全部亲力亲为。可以让家人一起分担照顾宝宝的责任，新妈妈可以和新爸爸商量着制订宝宝的"夜间看护计划"，规定好时间段，轮流哄宝宝睡觉。具体的时间安排，可以根据自家宝宝适时而定。

爸爸这样做：新妈妈入睡前，为其端 1 杯热牛奶

牛奶中含有两种催眠物质：一种是色氨酸，另一种是对生理功能具有调节作用的肽类。肽类的镇痛作用会让人感到全身舒适，有利于缓解产后疲劳并帮助新妈妈入睡，对于产后体虚而导致神经衰弱的新妈妈，牛奶的安眠作用更为明显。

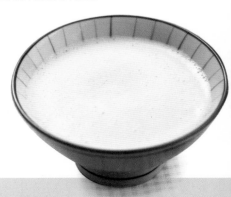

牛奶有安眠的作用。

产后第 11 天 恶露由鲜红色变为浅红色

新妈妈恶露的排出，一共要经历三个阶段，不同阶段的恶露具有不同的特点，此时新妈妈正经历第二阶段，处于浆液性恶露时期。

促排恶露这样做

产后，新妈妈都会排恶露，恶露的排出情况影响新妈妈子宫的恢复。产后新妈妈可以做以下尝试，促进恶露排出。

 绕脐按摩促排恶露。 新妈妈用手掌从上腹部向脐部按揉，在脐部停留，以旋转方式按揉片刻，再按揉小腹，这样做有利于恶露下行，帮助子宫尽快恢复。

 注意私处卫生。 新妈妈一定要重视恶露的处置，如不注意卫生，会使阴道、子宫感染炎症，引起切口感染裂开或愈合不良，危害子宫。处置恶露前应先洗手；清洁阴道时要用消毒纸或药棉，由阴道向肛门方向擦拭消毒，同一张纸或药棉不可重复使用，药棉可用医用消毒药棉。

 吃鲫鱼排恶露。 恶露的排出与子宫的收缩力密切相关。鱼类，尤其是鲫鱼，富含蛋白质，可以提高子宫的收缩力。而且，鲫鱼还具有催乳作用，传统汤品当归鲫鱼汤是开乳的首选汤品。

 促排恶露不能久喝生化汤。 新妈妈在生产之后要将身体中的恶露排除干净，而生化汤有帮助排出恶露、调节子宫收缩的作用，但是应适量饮用，一般喝到产后第 2 周即可，否则有可能增大出血量，反而不利于子宫修复。

 宝宝多吸吮促进恶露排出

新妈妈应该让宝宝多吸吮、勤吸吮，这是因为宝宝的吸吮可以刺激乳头，促进子宫收缩，有利于恶露排出。有的新妈妈哺乳后，排出恶露量会增多，导致恶露不尽，就会错误地认为哺乳会不利于排恶露。其实这些担心完全没必要。

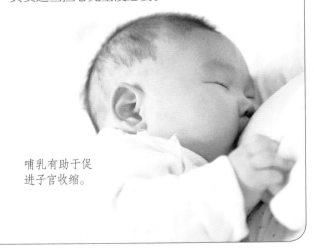

哺乳有助于促进子宫收缩。

 爸爸这样做：为新妈妈准备泡脚水

40~50℃水温最适合泡脚，新爸爸为新妈妈准备好温水后再加些米醋，有利于缓解失眠和消除疲劳。

产后第 12 天 保持良好的情绪

月子中的新妈妈大多待在家中，看着刚出生的宝宝，感觉到生活及角色的变化，加之体内激素的变化，会使新妈妈的情绪有所波动。此时新妈妈要保持良好的心理及情绪，才利于自己和宝宝的健康。

新妈妈重点看

! 用正确态度面对问题
如果新妈妈出现产后抑郁的症状，要科学地治疗，及时在医生的指导下服用抗抑郁类药物。

产后心理自我小测试

一些新妈妈容易在产后有一些情绪变化，比如空虚、失落、激动、失眠、焦虑、头痛、食欲不振、注意力变差等症状，严重者一般称之为"产后抑郁症"。但是，不是所有的产后坏心情都是产后抑郁，新妈妈可以通过下面的方法来测试一下自身的心理状况。

☐ 1. 胃口很差，什么都不想吃，体重有明显下降或上升。

☐ 2. 睡眠不佳或严重失眠，因此白天昏昏欲睡。

☐ 3. 经常莫名其妙地对爸爸和宝宝发火，事后有负罪感，不久又开始发火，如此反复。

☐ 4. 几乎对所有事物失去兴趣，感觉生活没有希望。

☐ 5. 精神焦虑不安，常为一点小事而恼怒，或者几天不言不语、不吃不喝。

☐ 6. 认为永远不可能再拥有属于自己的空间。

☐ 7. 思想不能集中，语言表达紊乱，缺乏逻辑性和综合判断能力。

☐ 8. 有明显的自卑感，常常不由自主地过度自责，对任何事都缺乏自信。

☐ 9. 不止一次有轻生的念头。

以上 9 种情况，如果新妈妈有超过 5 项（包含 5 项）的回答为"是"，并且这种情况已持续了 2 周，那么新妈妈很有可能患上了"产后抑郁症"，需要及时去医院治疗。如果新妈妈有三四项的回答为"是"，那么新妈妈要特别警惕了，虽然你还没有患上"产后抑郁症"，但是因为不良情绪积累较多，很有可能导致抑郁症的发生，需要及时寻找途径释放不良情绪。

如果新妈妈回答"是"的情况少于 2 项，则表示只是暂时的情绪低落，只要适时调整，很快就能摆脱坏心情的困扰。

远离产后抑郁症的六大妙招

①生育和养育是所有家庭成员而非妈妈一人的职责，因此家庭的每一位成员都要调整自己，共同经历角色的转换。

②强化夫妻间的沟通，多一点关怀、坦诚、倾听和赞美，避免互相抱怨。

③珍惜每一个睡眠机会。新妈妈要学会创造各种条件，让自己睡觉。当宝宝安然入睡时，新妈妈也要抓紧时间休息。

④多寻求他人帮助。不要什么事情都亲自去做，向家人和朋友，尤其是丈夫寻求帮助，比如，夜里让他给宝宝拍嗝、换尿布等。

⑤要注意心理上的调整，不要过分地苛求自己，室内乱些、脏点没关系，只是暂时的，不要过于要求和责怪自己或家人。

⑥补充钙质可防产后抑郁症。研究表明，孕妈妈每天摄取 1 000 毫克以上的钙质，有助于预防产后抑郁症。

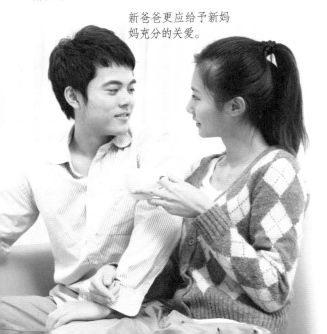

新爸爸更应给予新妈妈充分的关爱。

产后心理减压法

产后新妈妈可通过心理减压法摆脱抑郁的困扰。首先，新妈妈要学会自我调整、自我克制，树立哺育宝宝的信心，并试着从可爱的宝宝身上寻找快乐。

其次，新妈妈要尽可能地多休息，多吃水果和蔬菜，不要吃太多巧克力和甜食，少吃多餐，身体健康可使情绪稳定。

最后，新妈妈适当做些运动，如散步、做较轻松的家务等，但应避免进行剧烈运动。

另外，新妈妈不要过度担忧，应学会放松。

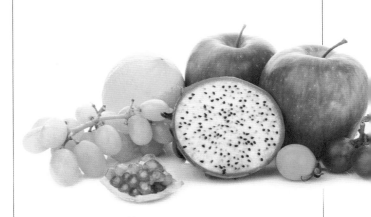

新妈妈吃得好，身体恢复快。

爸爸这样做：为新妈妈做按摩

新妈妈疲惫时给她做个按摩，这个小小的举动就能让她感受到爱。此外，新爸爸还应多关注新妈妈的情绪变化，当新妈妈情绪低落时，要及时安抚。

产后第 13 天 乳汁分泌更加顺畅

产后近 2 周，新妈妈的乳汁分泌得更加顺畅。此时，新妈妈要做好乳房护理工作，并且坚持让宝宝吮吸，尽量排空乳房，使乳汁分泌顺畅，以供给宝宝源源不断的营养。

> **新妈妈重点看**
>
> ! 不要轻易给自己贴上奶少的标签
> 母乳喂养需要新妈妈有持续的信心。如果乳汁分泌量少，可采取让宝宝多吮吸乳房等方法刺激泌乳。

护理乳房有方法

新妈妈的泌乳量有所增大，每天清洁、按摩乳房，有助于远离乳房疾病。同时还要注重以下几点：

 哺乳前宜按摩乳房。 每次哺乳前，新妈妈可以用热毛巾敷乳房两三分钟，然后按顺时针方向轻轻拍打两三分钟，用手的大鱼际或小鱼际顺时针按摩乳房两三分钟，可增加乳房血液循环，预防乳房疼痛。

 左右乳房要交替轮换喂奶。 为保证充足的乳汁分泌，也为了胸部的健美，新妈妈喂奶时一定要左右侧乳房交替轮换，防止宝宝偏吃造成双侧乳房不对称。每侧乳房喂奶时间掌握在 5 分钟左右。

 热敷乳房 3~5 分钟，有助于促进乳汁分泌。 哺乳前擦洗乳房，预防感染。产后新妈妈哺乳前先擦洗干净乳房，最好用温热的毛巾敷乳头。需要注意的是，用温热的毛巾轻轻擦洗就可以，不要用湿纸巾、消毒纸巾等擦洗乳房，也不要用香皂、酒精等擦洗，尤其是乳头，否则容易影响宝宝吃奶。

 爸爸这样做：定期打扫房间

产后新妈妈的房间要保持整洁卫生，新爸爸要定时为其房间消毒打扫。另外，新爸爸要监督自己和家人，不要在房间内抽烟。

按摩乳房方法

新妈妈在哺乳前和哺乳后对乳房进行按摩，不仅可以促进乳汁分泌，还能让乳房更加健美。

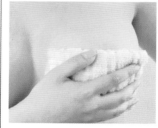

①先热敷乳房，可以用热水袋或热毛巾热敷双侧乳房各 2~3 分钟。

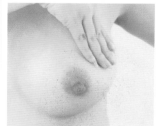

②用手指轻轻按摩乳房，每个部位都要按摩到，有硬结的地方要重点按摩。

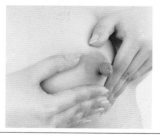

③用拇指、食指在乳晕边缘挤压，挤压时手要随时换方向，保证每个方向都要挤压到。

产后第 14 天 食欲增加

经过 2 周的调养，新妈妈的肠胃功能逐渐恢复，胃口也开始好起来，可以适当多吃一些有营养的食物，粗粮和细粮都要吃，还要搭配杂粮。此外，要少吃寒凉的食物。

新妈妈重点看

不要过多喝红糖水
新妈妈过多饮用红糖水，不仅会损坏牙齿，还会导致夏天出汗过多，使身体更加虚弱。

好好吃饭，身体恢复快

现在，新妈妈身体上的疲劳感减轻了，食欲恢复了，可以开始尝试多样的饮食，充分补充营养，助力身体恢复。

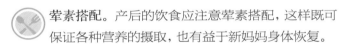

荤素搭配。产后的饮食应注意荤素搭配，这样既可保证各种营养的摄取，也有益于新妈妈身体恢复。

趁热吃饭。生完宝宝之后，新妈妈会发现时间过得非常快，每天都忙碌而充实，等处理完手头的事情才发现，刚才热气腾腾的饭菜已经凉了。这时，新妈妈千万不要图省事，一定要重新加热再吃。

月子餐的食材要精挑细选。月子餐要保证新妈妈身体尽快复原，就必须选择考究的原料种类。选购食材时要注意选择天然无污染的。

重视早餐质量。月子期间，新妈妈的早餐非常重要。经过一夜的睡眠，体内的营养已消耗殆尽，血糖浓度处于偏低状态，如果不吃好早餐，就会出现头昏心慌、四肢无力、精神不振等症状。不过，早餐的热量不宜过多，约占一天需要量的 1/4 即可。

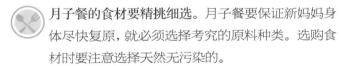

多吃补血食物。新妈妈的伤口基本上愈合了，胃口也明显好转。从第 2 周开始，可以尽量吃一些补血食物，以调理气血，促进内脏收缩。

产后刷牙有讲究

新妈妈刷牙最好用温开水。早晚各刷 1 遍，刷牙需要采用以下方法：

产后前 3 天采用指漱。指漱就是把食指洗净或在食指上缠上纱布，把牙膏挤于纱布上，用手指充当刷头，在牙齿上来回、上下擦拭，再用手指按压齿龈数遍。产后 4 天后可使用软毛牙刷刷牙。动作要轻柔，宜采用"竖刷法"。

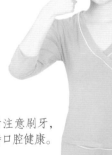

产后注意刷牙，保持口腔健康。

 爸爸这样做：安排好食谱

有些新妈妈不注意饮食，盲目进补，再加上不爱运动，体重反而比怀孕的时候还重。这时，新爸爸应安排好食谱，帮助新妈妈合理膳食。

产后第3周看重点：注重日常护理

经过了前2周的调养，新妈妈会感觉到身体比刚分娩时有劲儿多了，但是还要照顾宝宝。忙碌中，新妈妈可不要放松了对自己的保护，避免月子里的不良习惯给身体埋下病根。

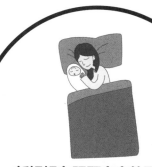

肠胃：肠胃功能逐渐恢复

经过2周的调养，新妈妈可以适当多吃一些有营养的食物，粗粮和细粮都要吃，还要搭配杂粮。

新妈妈在照顾宝宝的同时，
不要忽视对自己的呵护

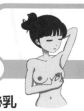

乳房：按摩乳房促泌乳

在产后第3周、第6周、3个月和6个月时，新妈妈可能自觉乳汁突然减少、乳房无胀感，这时可以通过按摩、饮食、增加哺乳次数等方式促进泌乳。此外，哺乳期易选戴舒适、合身的哺乳胸罩，这样不仅方便哺乳，还能避免压迫乳房，预防乳腺堵塞，保证乳汁分泌。

子宫：回到骨盆内

产后第3周，一般而言子宫已经回到骨盆内。要加速子宫恢复，可以做子宫复原操，坚持母乳喂养，还可以适时做提肛运动。

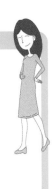

小腹：还未回到孕前状态

此时，新妈妈的腹部还是松软的，身体还未全部恢复，哺乳新妈妈也需要喂养宝宝，因此不宜着急减肥。不过可以进行适当的床上健身运动，帮助身体恢复。

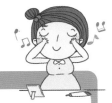

眼睛：出现眼干、眼涩等症状

产后体内激素的变化会导致新妈妈的眼睛发生一些功能性的变化，于是就会出现眼干、眼涩、视力下降、视线模糊等症状。月子期间，为了保护眼睛，新妈妈要用眼适度。

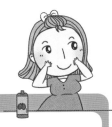

皮肤：出现起痘、干燥、长斑等问题

这时，很多新妈妈都感觉到自己的皮肤出现了一些问题，比如起痘、干燥、长斑等。不要急，这都是正常现象，只要做好每天的护肤就可以让新妈妈的皮肤恢复到孕前的状态。但是，新妈妈不宜此时就开始化妆。

本周大事件提前规划

产后第3周，大部分产妇的身体基本恢复了，但新妈妈不要进行繁重的劳动，应避免长时间站着或集中料理家务，因为此时身体还是相对虚弱的。

☑ 食欲增加后，饮食要清淡

☑ 注意更换睡姿，常采取仰卧的睡法

☑ 过早性生活危害大

☑ 穿袜子预防脚因受凉落下一系列毛病

☑ 学会护眼按摩法，缓解新妈妈眼部疲劳

☑ 不能随意用化妆品

产后第 15 天 按体质调养

在中医上，体质是指人体以先天禀赋为基础，在后天的生长发育和衰老过程中所形成的结构、功能和代谢上的个体特殊性。一般划分为 9 种类型，即平和型、气虚型、阴虚型、阳虚型、湿热型、气郁型、痰湿型、血瘀型、过敏体质。

新妈妈重点看

食欲增加后，饮食要清淡

经过两周的恢复，新妈妈的胃口好了，但应避免暴饮暴食，要吃些清淡不刺激的食物。

不同体质的调理原则

为了方便，我们可以简单地将体质划分为平和体质、寒性体质、热性体质和过敏体质。下面介绍这 4 种体质的调养，但无论哪种体质，坐月子都要多休息、保持个人卫生和精神愉悦。

 平和体质新妈妈调理原则

症状表现：不热不寒，面色、肤色润泽，头发稠密有光泽，目光有神，鼻色明润，嗅觉、味觉正常，不易疲劳，精力充沛，耐受寒热，睡眠、食欲良好。

饮食调理：在饮食上注意粗细荤素合理搭配，养成良好的饮食习惯即可。

生活指导：平和体质的新妈妈起居应有规律，劳逸结合，保证充足的睡眠时间。还要进行适度的运动，同时要保持乐观开朗的情绪。

 寒性体质新妈妈调理原则

症状表现：面色苍白，怕冷或四肢冰冷，口淡不渴，大便稀软，尿频且量多色淡，痰涎清，涕清稀，舌苔白。

饮食调理：适当吃些温热性食物，进行温补，如麻油鸡、参芪炖乌鸡、四物汤或十全大补汤等，原则上不能太油腻，以免腹泻。少吃寒凉蔬果如西瓜、梨、黄瓜、苦瓜等。

生活指导：夏季避免吹空调、电风扇，秋冬季节注意保暖，尤其是足下及下腹部丹田部位的防寒保暖。平时可做一些舒缓柔和的运动，如瑜伽、散步等。

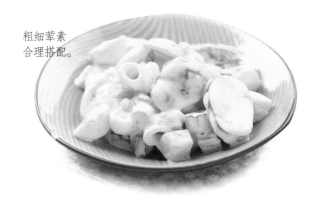

粗细荤素合理搭配。

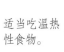
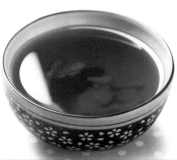

适当吃温热性食物。

热性体质新妈妈调理原则

症状表现：面红目赤，怕热，四肢或手足心热，口干或口苦，大便干硬或便秘，痰涕黄稠，尿量少、色黄、赤及味臭，舌苔黄或干，舌质红赤，易口破，皮肤易长痘或痔疮等症。

饮食调理：可以适当吃些寒凉性食物，如白萝卜、冬瓜、白菜、黄瓜、竹笋等。宜用食物来滋补，例如山药鸡、黑糯米粥、海蜇荸荠汤、鱼汤、排骨汤等，多食水果蔬菜。

生活指导：热性体质的新妈妈睡前不要饮茶、锻炼和玩游戏，要早睡早起，保持一定的午休时间。避免熬夜，适当做些简单的运动，还可以多听曲调舒缓、轻柔、抒情的音乐。

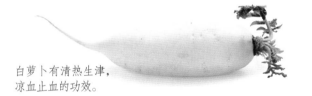

白萝卜有清热生津、凉血止血的功效。

过敏体质新妈妈调理原则

症状表现：遗传性疾病有垂直遗传、先天性、家族性特征，对气候、异物等不能适应，易引发宿疾。

饮食调理：过敏体质的新妈妈饮食宜清淡、均衡，粗细搭配适当，荤素搭配合理。要避免食用易发生过敏反应的食物，比如蚕豆、白扁豆、牛肉、虾、蟹、茄子、白酒、辣椒、浓茶、咖啡、腥膻发物及含致敏物质的食物。

生活指导：注意锻炼，增强体质，要保持室内清洁，被褥、床单要经常洗晒。春季尽量缩短室外活动时间，因为这个时候花粉比较多，容易引发过敏。

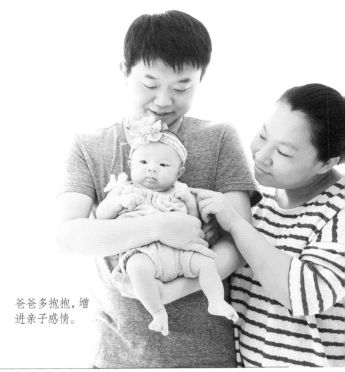

爸爸多抱抱，增进亲子感情。

 爸爸这样做：经常抚摸宝宝

新爸爸应经常用手掌轻轻地抚摸宝宝，不仅有利于宝宝和新爸爸之间的感情交流，还有利于宝宝的身心发育和情绪稳定，也有利于宝宝的睡眠。

 坐月子新老观念大 PK

坐月子早喝、多喝浓汤： 营养丰富的汤，如鲫鱼汤、猪蹄汤、排骨汤等，可以补充营养，促进身体早些康复，还能促进乳汁分泌，使宝宝得到充足的母乳。但是，也不宜在产后立即喝大量的汤催乳，因为分泌乳汁过多容易让奶水淤积，导致乳房胀痛，反而影响哺乳。另外，过多的高脂食物不仅让新妈妈身体发胖，宝宝也很难吸收，从而导致消化不良。

产后第 16 天 子宫回到骨盆内

产后第三周，子宫还没有完全恢复到孕前大小，但已经回到骨盆内，重要的是子宫内的积血也将排尽。但是，子宫很容易随体位变化发生位置的改变，在重力的作用下沿着阴道方向往下移动，发生子宫脱垂现象，应及时防治。

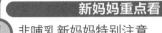

新妈妈重点看

 非哺乳新妈妈特别注意
非哺乳新妈妈因为缺少宝宝的吸吮，子宫回缩较慢，此时可以通过按摩来加速子宫回缩。

加强盆底肌肉力量，预防子宫脱垂

子宫脱垂是因为分娩后子宫韧带和盆底肌变得松弛而无弹性，如果不及时治疗可能会更严重。

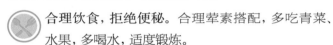 **合理饮食，拒绝便秘。** 合理荤素搭配，多吃青菜、水果，多喝水，适度锻炼。

注意更换睡姿。 产后睡姿最好不要维持仰卧姿势不变，而是仰卧和侧卧姿势轮换着进行，这样可以避免对剖宫产伤口的伤害。

不要进行重体力劳动。 以免造成日后的阴道膨出和子宫脱垂。

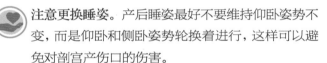 **加强盆底肌肉训练。** 宜采用舒缓运动进行有关肌肉锻炼，特别是盆底肌肉的运动锻炼，使松弛的肌肉通过运动来增加张力，可协助恢复功能。严重的话，应尽早去医院治疗。

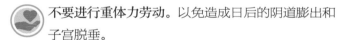 **分娩损伤有可能会导致子宫脱垂**

胎儿过大可能会造成子宫脱垂。分娩时造成子宫脱垂的主要原因是胎儿体型过大，孕妈妈无法正常分娩而导致滞产，从而伤害了子宫颈旁的一些组织，造成子宫脱垂。

爸爸这样做：及时帮宝宝清理便便

发现宝宝拉便便后，先打开宝宝的尿布或纸尿裤，暂时停留一会儿，因为很多宝宝在这时候会小便。然后，新爸爸轻轻握住宝宝的脚踝，提起宝宝臀部，用湿纸巾或湿毛巾将宝宝的便便擦干净。接着，新爸爸可以用温水将残留在宝宝肚皮、臀部的脏东西擦洗干净。清洗完小屁股后，新爸爸用干毛巾把它擦干，最后给宝宝换上干净的尿布或者纸尿裤。

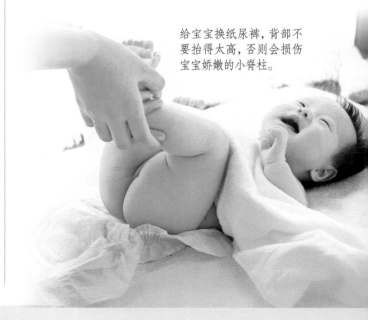

给宝宝换纸尿裤，背部不要抬得太高，否则会损伤宝宝娇嫩的小脊柱。

产后第 17 天 不可同房

正常分娩，首先恢复的是外阴，需1周左右。其次是阴道，阴道壁肌张力于产褥期逐渐恢复，阴道黏膜皱襞在产后3周重新显现。最后是子宫及子宫内膜，均需42天左右才能完全恢复。所以，产褥期避免性生活有助于产妇的恢复。

哺乳期性生活注意事项

原则上新妈妈坐月子期间不要有性生活，因为这不利于子宫恢复，也有可能引起交叉感染，造成妇科炎症。哺乳期内新妈妈都要注意性生活，好好护理自己的身体，否则容易落下病根。

 哺乳期过性生活需要避孕。 从产后21天开始，一些新妈妈的卵巢就开始恢复正常，排出卵子，如果此时有性生活，就可能再次怀孕。因此，不要等月经恢复之后才开始避孕，哺乳期一样有可能会怀孕。

 哺乳期避孕方式。 哺乳期新妈妈避孕最好采用避孕套，单纯孕激素避孕针注射避孕可在产后6周进行，这也是一种不错的避孕措施。此外，月经正常来过2~3次后，也可去医院上宫内节育环，但月经量过多的不宜放环。母乳喂养的新妈妈不适合服用短效口服避孕药，会影响乳汁的质量。

爸爸这样做：逗引宝宝笑

宝宝一般睡醒了之后精神会很好，新爸爸可以在离宝宝稍远的地方对着宝宝笑，或者做几个好玩的表情。宝宝看到之后会发笑，有时还会模仿。

过早性生活危害大

产后过早进行性生活，不仅会直接损伤新妈妈的身体，还会带来隐患，比如子宫肌炎、急性输卵管炎等。如果治疗不及时，还会发展成为慢性炎症，久治不愈，严重时可能会危及生命。

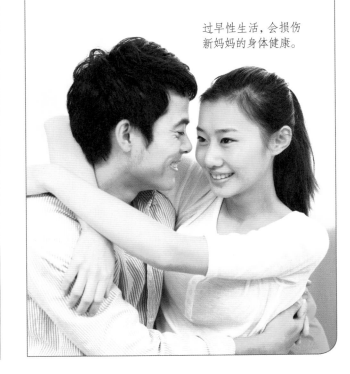

过早性生活，会损伤新妈妈的身体健康。

产后第 18 天 小腹还没变平

分娩后，新妈妈的子宫回缩，腹部渐渐缩小，但此时，新妈妈的肚子还不能像孕前一样平坦。

新妈妈重点看

腹带不宜绑得过紧

有些新妈妈为了使腹部恢复平坦，用腹带时绑得太紧，这会对身体造成不良影响，并且腹带不宜久用。

产后身体恢复操

对于女人来说，健康美丽才会没有烦恼。产后新妈妈需要运动才能恢复到产前状态，其实在休息时，也可以做一些简单的身体恢复操。

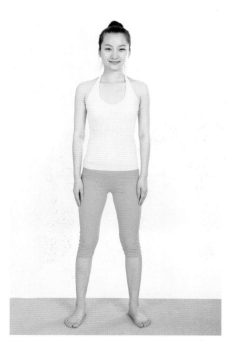

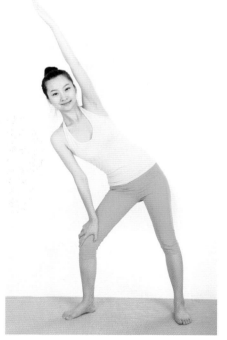

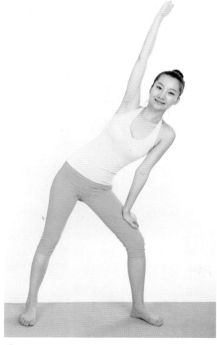

①站立，两脚分开，比腰稍宽，脚尖朝外。

②右膝弯曲，右手放于右膝上支撑上半身，左手向上伸展，拉伸侧腹，保持 15 秒。

③回到初始位置，换另一侧进行相同动作，左右交替进行，各做 5 次。

产后腹带的使用

腹带，绑还是不绑

对哺乳的新妈妈来说，使用腹带会导致胃肠蠕动减慢，造成营养失调，乳汁减少；如果绑得太紧还会使腹压增高，盆底支持组织和韧带的支撑力下降，从而造成子宫脱垂、尿失禁等症状。但是，如果新妈妈的内脏器官有下垂症状，最好绑上腹带，因为绑腹带有对内脏进行举托的功效。一旦复原，就要松开腹带。

产后什么时候用腹带

顺产：顺产新妈妈在产后第 2 天就可以开始绑腹带了，但一定要注意使用方法，合理使用腹带。

剖宫产：在手术后的 7 天内最好使用腹带包裹腹部，但是不宜长期使用腹带，卧床后应解下。

腹带的使用

用量：由于产后新妈妈体虚，容易出汗，所以应多准备几条腹带，至少两条，以备替换。

绑腹带的时间：早晨起床、梳洗、方便完后绑上腹带；三餐前，若腹带松掉，则需重新绑紧再吃饭；洗澡前拆下，洗澡后再绑上。

清洗方式：用无刺激的洗涤用品清洗，再用清水漂净后晾干即可。不要用洗衣机清洗，以免打褶或起皱。

晚上睡觉时不绑腹带

晚上睡觉时绑着腹带的新妈妈，更容易出现产后失眠的问题，这是因为大多数新妈妈在绑上腹带后有紧绷的感觉，身体不放松，自然睡得不安稳。建议新妈妈晚上睡觉前将腹带摘下，如果怕腹部着凉，不妨用一个毛巾被将腹部稍稍包一下，既保暖又舒服。

腹带的正确绑法

经常有新妈妈面对眼前的腹带面露难色，其实，绑、拆腹带，一点都不麻烦。选择长约 3 米，宽 30~40 厘米，有弹性、透气性好的腹带，方法如下。

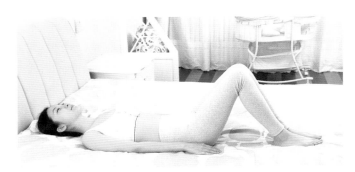

①仰卧、平躺、屈膝、脚底平放在床上，臀部做抬起状。

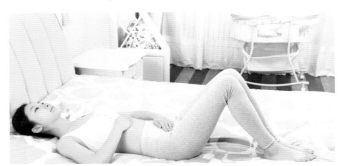

②双手放至下腹部，手心向前往心脏处推、按摩。

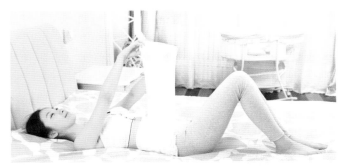

③缠绕腹带，每绕一圈半在腰部两侧斜折一次。

产后第 19 天 不同季节的护理要点

现在，新妈妈身体更有力气了，不适感也减轻了，但不能因此就放松月子期间的护理工作，应根据春夏秋冬四个不同季节的特点安排好衣、食、住、行，让新妈妈舒心坐月子。

新妈妈重点看

要穿袜子
即便是在夏季坐月子，也不要忘记穿棉袜。如果开空调，新妈妈更要穿上袜子，注意袜口不要太紧。

春季坐月子

春季气候多变，气温很不稳定，也是传染病多发季节。因此，春季坐月子的新妈妈一定要多注意天气变化，预防疾病。

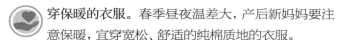
穿保暖的衣服。 春季昼夜温差大，产后新妈妈要注意保暖，宜穿宽松、舒适的纯棉质地的衣服。

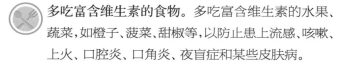
多吃富含维生素的食物。 多吃富含维生素的水果、蔬菜，如橙子、菠菜、甜椒等，以防止患上流感、咳嗽、上火、口腔炎、口角炎、夜盲症和某些皮肤病。

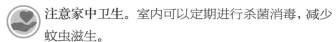
注意家中卫生。 室内可以定期进行杀菌消毒，减少蚊虫滋生。

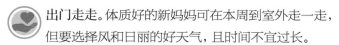
出门走走。 体质好的新妈妈可在本周到室外走一走，但要选择风和日丽的好天气，且时间不宜过长。

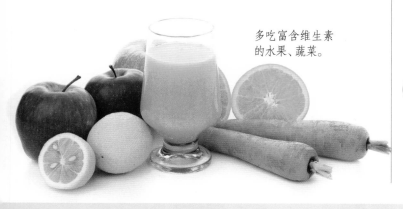
多吃富含维生素的水果、蔬菜。

夏季坐月子

夏季坐月子是最让新妈妈烦心的事，如果避免不了，恰好在这个时候，只要在衣、食、住、行等方面多注意就好了！

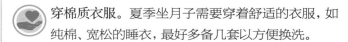
穿棉质衣服。 夏季坐月子需要穿着舒适的衣服，如纯棉、宽松的睡衣，最好多备几套以方便换洗。

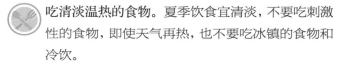
吃清淡温热的食物。 夏季饮食宜清淡，不要吃刺激性的食物，即使天气再热，也不要吃冰镇的食物和冷饮。

不宜空调温度过低。 现在一般家里都有空调或电风扇，温度太高时可以用，只要不对着新妈妈和宝宝直接吹就行。室内温度最好保持在 26~28℃，如果是晚上，则可以适当调高些。

阳光强烈时不宜外出。 月子中没有必要天天窝在屋子里，但夏季室外温度过高、日照强烈时，建议新妈妈不要出门，以免中暑发生危险。如果没有风而且阳光也不强烈，新妈妈也可以抱着宝宝在阳台上晒晒太阳。

不宜喝冷饮。 饮食上，产后新妈妈不要喝冷饮，否则容易导致胃肠不适引起腹泻，严重者还可能引起胃肠感冒。平时可以多喝点酸酸甜甜的蔬果汁，既补水又解暑。

秋季坐月子

秋季气候多变，有两个特点：风和燥，因此秋季坐月子的新妈妈要注意防风润燥。

 防寒保暖。虽然民间有"春捂秋冻"的说法，但对于新妈妈来说，秋季坐月子还是要注意防寒保暖，并及时更换干爽的衣服。

 补充水分。秋季正是水果、蔬菜丰收的季节，想要防治秋燥就要多吃水果、蔬菜，但也要适量。此外，新妈妈还应多喝水，以保持肺部与呼吸道的正常湿润度。

 给房间加湿。秋天不仅干燥，而且灰尘较多，这时需要在屋里放置一盆清水，或勤用清水擦地，加湿的同时还可净化空气。

 不宜窗户对开。稍微开窗通风是可以的，但要注意不能让风直吹新妈妈，特别要避免门窗打开的过堂风。可以将一个方向的门窗打开，将对面门窗关闭。

 不宜吃辛辣食物。秋天很干燥，新妈妈要禁食辛辣食物，如葱、姜、大蒜、辣椒等，否则容易引起便秘、痔疮，还可能通过乳汁影响宝宝的胃肠功能。

 不宜多吃螃蟹。中医认为螃蟹性寒，吃多了会伤脾胃，而且螃蟹含丰富的蛋白质，吃多了会消化不良，坐月子期间最好不要多吃。

 ## 爸爸这样做：帮宝宝洗尿布

清洗尿布时最好不要用碱性太强的肥皂，最好用婴儿专用皂，以免刺激宝宝肌肤，引起过敏，出现湿疹、瘙痒等症状。洗净的尿布在晾晒前用沸水烫一烫，然后放在室外太阳下暴晒，既干净又消毒。

冬季坐月子

冬季室内外气温均较低，新妈妈要特别注意的就是防风保暖了，但相比夏季，少了一份闷热感，会感觉更为舒适一些。

 穿薄厚适中的衣服。可以根据室内的温度选择厚薄适宜的衣服。一般情况下最舒适的就是宽松的棉质睡衣套装，即分上衣、裤子的款式。冬季在家里可以穿带后跟的平底柔软的棉拖鞋。

 开窗通风。冬季开窗通风换气很重要，每天至少要保证开窗透气 2 次，每次 15 分钟左右为宜。

 防干燥。冬季应特别注意居室内的空气不能过于干燥，可在室内使用加湿器或放盆水，以提高空气湿度。室内空气的相对湿度应保持在 55%~65%，室温宜为 22~24℃。

 保护皮肤。冬季较为干燥，新妈妈可以选用油性稍大的护肤霜或护肤膏，防止皮肤干燥。

 ## 坐月子新老观念大 PK

月子就该捂：老人们经常会说坐月子需要捂，就是夏天也要捂得严实些，否则新妈妈会得"月子病"。对于这些观点，不可照单全收。不管是哪个季节，新妈妈和宝宝都需要新鲜的空气，否则容易导致身体不适。

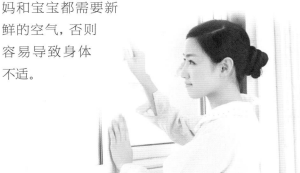

产后第 20 天 别忽视对眼睛的呵护

产后第 3 周也已接近尾声了，新妈妈注意身体护理的同时，也别忘了呵护眼睛，新妈妈可以听着音乐，在沙发上闭目养神一会儿，这样会更有精力去呵护自己和宝宝。

新妈妈重点看

宜做眼保健操

做眼保健操呵护眼睛，按揉太阳穴 3 分钟左右，可以缓解新妈妈眼部疲劳。

月子里科学用眼

坐月子时，新妈妈不可能大部分时间都用来闭目养神，所以要注意劳逸结合，将用眼要求较高和较低的活动穿插进行，保证高强度的用眼不超过半小时。

产后眼睛为什么怕光？ 怀孕、分娩的过程中要消耗很大的体力和精力，产后的新妈妈们都会不同程度地出现气血两亏、肝肾两虚的现象，这都会累及眼睛。出现这种情况应对症调养，并注意少用眼。

产后为什么容易眼花？ 由于体内激素的变化，有些新妈妈会出现眼花的症状。不用担心，坐月子时只要注意少用眼，多吃一些对眼睛有益的食物，过一段时间，眼花的症状就会减轻，直至完全康复。

眼前会出现"冒金星"或是有小黑点儿移动的现象。 这有可能是高血压的表现，如果症状持续或经常发作，需就诊排除病理情况。

 爸爸这样做：提醒新妈妈不要戴隐形眼镜

专家建议产后新妈妈不宜立即戴隐形眼镜，过了 3 个月后再戴比较合适。

护眼按摩法

新妈妈在闭目养神时，可以配合眼部按摩，这样会使眼睛更舒服，也可防止出现眼干、眼涩的症状。

①闭上眼睛，张开双肘，以双手的食指支撑鼻梁上方的发际，以双手拇指指腹用力揉压眉头凹陷处，稍微用力压、揉。

②双手食指仍然维持支撑在发际处，拇指则沿着眉骨，由眼内侧到眼外侧按压，直到眼尾上方。

不要长时间看东西，定时做眼保健操，以缓解眼疲劳。

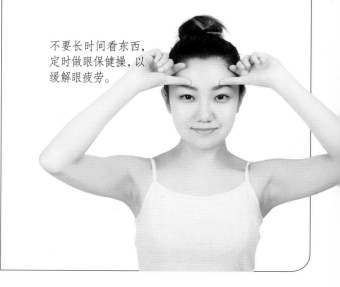

产后第 21 天 恢复昔日美丽容颜

很多新妈妈都感觉到自己的皮肤出现了一些问题，比如起痘、干燥、长斑等。不要急，做好每天的护肤可以让新妈妈的皮肤恢复到孕前的好状态。

新妈妈重点看

不能随意用化妆品
化妆品中的有害物质可以在新妈妈接触宝宝时被宝宝吸收，对宝宝的健康造成影响。

做好面部皮肤护理

坐月子时，新妈妈在室内的时间比较多，减少受到紫外线照射的时间，皮肤自然比较好，如果日常生活中再注意保养一下，出了月子皮肤就会变得更好。

 用温水洗脸。 产后新妈妈洗脸最好用温水，尤其是油性或干性皮肤的人。因为对油性皮肤的新妈妈来说，温水能使皮肤的毛细血管扩张、毛孔开放，促进代谢物排出，利于清洁皮肤；干性皮肤的人用温水可使其避免冷或热对皮肤的刺激。

 轻柔按摩面部。 新妈妈洗脸后，用护肤品涂完面部时，用双手轻柔按摩至护肤品吸收，可以加速血液循环，促进面部新陈代谢，让面容红润有光泽。

 睡前清洁皮肤。 尤其是油性肌肤的新妈妈，油脂容易堵塞毛孔，如果睡前不洗脸，会使皮肤越来越差。

坐月子新老观念大 PK

坐月子不能用护肤品： 新妈妈如果不护肤，容易使皮肤缺水，反而加重皮肤受损情况。产后新妈妈的护肤品应是无刺激、不含激素、纯天然的，即只要能清洁、补水、保湿就可以了。

不宜忽视皮肤保养

皮肤重在保养，每一天都不容忽视。所以清洁好面部后，应选用一些纯天然的植物类产品来滋养皮肤。产后新妈妈可以用补水成分多的洗面奶做清洁，洗完脸后马上用化妆棉蘸爽肤水，扑打在脸上；眼部护理也不要忘，用完爽肤水后在眼部涂一层眼霜，并配合按摩促进吸收，最后再使用保湿类的护肤霜。

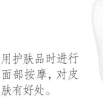

用护肤品时进行面部按摩，对皮肤有好处。

 ## 爸爸这样做：给宝宝拍拍嗝

宝宝吃饱后，新爸爸最好保持宝宝 45° 倾斜状态一段时间，并给宝宝拍拍嗝，这样做可以降低吐奶概率。但给宝宝拍嗝的时候，不要抱着宝宝走来走去。

产后第 4 周看重点：可适量运动

　　产后第 4 周，全身的各个部位几乎都恢复正常，新妈妈的心情也会变得轻松些。天气晴朗的时候，可以带着宝宝走出房间，呼吸一下新鲜空气。空闲的时候，也可以自己出去就近散散步，对健康大有好处，也有利于让自己尽快调整到妊娠前的生活状态。

腰背：及时补钙预防腰背酸痛

　　分娩后，哺乳新妈妈应注意及时补钙，以补充母乳喂养过程中流失的钙质，预防腰酸背痛。

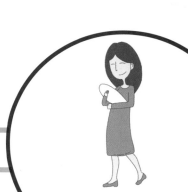

**适量运动有助于
新妈妈器官恢复**

乳房：不用过分担心母乳不足

　　已经进入产后第 4 周了，宝宝又长大了一些，喝奶量增加了，有些新妈妈开始担心自己的母乳不够宝宝吃了。其实，只要进行合理的调养，新妈妈都能喂养好宝宝。

妊娠纹：颜色变淡

　　这周新妈妈的腹部变小了，妊娠纹也开始变浅，这很令人欣慰。如果新妈妈做好皮肤护理，更有助于淡化妊娠纹。

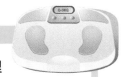

体重：做好产后体重管理

　　定期测量体重可以监测产后新妈妈的营养摄入情况和身体恢复状态，时刻提醒新妈妈注意，要防止不均衡的营养摄入和不适宜的活动量危害身体健康。

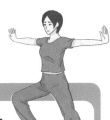

手臂：做舒缓运动，使手臂更纤细

　　本周，新妈妈可以适当外出散步了，散步时做舒缓的手臂运动，可以让新妈妈的上肢更有力，也可以让胳膊更纤细，快来练习一下吧！

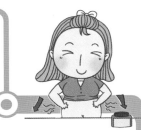

伤口：发痒

　　伤口发痒的正确处理方法是涂抹一些外用药，如肤轻松、地塞米松等用于止痒，但哺乳新妈妈要谨慎用药。切不可用手抓挠，用衣服摩擦或用水烫洗，这样只会加剧局部刺激，使结缔组织炎性反应，引起进一步刺痒。

本周大事件提前规划

产后第 4 周是身体恢复的关键期，各器官仍在恢复中。产后新妈妈可以开始按照高维生素、低脂肪、易消化的原则进补。同时，还要注意防寒保暖，预防月子病。

- ☑ 及时补钙预防产后腰背疼
- ☑ 天气晴朗时去室外散步
- ☑ 呼吸法预防乳房下垂
- ☑ 鸡蛋清巧除产后妊娠纹
- ☑ 良好的生活习惯可祛斑
- ☑ 不盲目吃减肥药瘦身

产后第 22 天 注意保暖预防"月子病"

经过前 3 周的调养，新妈妈会觉得身体比刚分娩时有劲儿多了，但警惕月子里的不良习惯埋下病根。

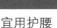
积极预防"月子病"

"月子病"大多是因为月子期间新妈妈在护理、饮食方面出现了问题，如果月子期间新妈妈能够科学进补、全面呵护自己，产后腰酸背痛、痛风、头晕等"月子病"是可以预防的。

及时补钙预防产后腰背疼。 分娩后，哺乳新妈妈应注意及时补钙，以补充母乳喂养过程中流失的钙质，可以多喝牛奶、吃芝麻等富含钙质的食物，或吃富含维生素 D 的食物，如蛋黄、海鱼等，也要注意多晒太阳，以促进钙的吸收。

产后风湿不宜吃寒凉食物。 饮食方面，应多吃一些营养丰富且容易消化吸收的食物，有利于身体恢复，能够辅助预防产后风湿。避免吃性寒、油多、重口味的食物。对于患有产后风湿的新妈妈来说，更要注意避免吃寒凉的食物。

不宜吃刚从冰箱里拿出来的食物。 坐月子期间不要吃刚从冰箱里拿出来的食物。产后新妈妈一般体质较弱，抵抗力差，吃刚从冰箱里拿出来的食物容易引起肠胃炎等消化道疾病。这些食物最好先在室温下放置一段时间，或者用热水温过之后再吃。

夏天也要防吹风

有些新妈妈认为夏天温度高，吹些风也不会着凉，不会落下什么病痛。但新妈妈往往忽略了夏天爱出汗这一点。新妈妈在产后本来就容易出汗，夏天更容易出汗，此时直接吹风，体表的汗会加速身体降温，很容易着凉，引起骨痛、关节炎等问题。

即便是在夏天，新妈妈也要防吹风，还要经常将身上的汗擦干、换下汗湿的衣物，穿上透气、舒适的衣服避免着凉。同样，如果新妈妈在室内，也要避免空调和电风扇直吹向自己，以防生病。

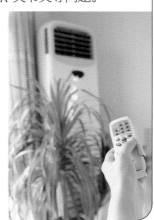

 爸爸这样做：训练宝宝抬头

新爸爸可以在宝宝快满月的时候开始训练宝宝抬头，但是由于宝宝的颈部和背部肌肉还不是特别有力，每次训练的时间不宜过长。

产后第 23 天 可以适当外出了

本周，新妈妈的耻骨已经开始恢复，可以外出散步了，每天给自己一段休息、放松的时间，能够转换心情，预防产后抑郁，同时也可锻炼身体，促进恢复。

新妈妈重点看

做做手臂运动

舒缓的手臂运动，可以让新妈妈的上肢更有力，也可以让胳膊更纤细。

适度外出心情好

整日闷在家里，并不是坐月子的好方法。适当出门娱乐一下，每天给自己安排一定的休息、放松的时间，会使新妈妈身心受益。

天气晴朗时去室外散步。 整日待在屋内，会让新妈妈觉得如困在笼中的鸟儿，失去了自由，心情自然低落了很多。坐月子期间，如果身体允许，可以去室外呼吸一下新鲜空气，多晒晒太阳，会使新妈妈的精神愉悦，有利于身体的恢复。

多交流。 新妈妈也可以与一起坐月子的新妈妈们多沟通，交流一下照顾宝宝及坐月子的经验，这样可以放松一下紧张的情绪，保持良好愉悦的心情，对身体恢复、照顾宝宝及预防产后抑郁有很大帮助。

不要与世隔绝。 坐月子时，新妈妈可以上网与朋友聊会儿天，也可以打电话或者与朋友约个时间，去外面坐坐。说说自己的烦恼、困惑，也许她们的开导与见解会让你豁然开朗。

爸爸这样做：监督妻子保护眼睛

产后眼睛的保养非常重要，如果长时间上网或者看手机，眼睛会提前老化。因此，新爸爸要监督妻子少玩电脑和手机。一般来说，每看 15 分钟需要休息 10 分钟，每天不要超过 1 小时。

坐月子无聊时怎么办？

跟随着宝宝的吃奶、睡眠规律，找点自己喜欢的事情做。比如看 20 分钟书，下床溜达 15 分钟，做些力所能及的家务活儿，然后打开手机与朋友聊 10 分钟，回到床上睡一会儿，醒来后可以吃一些水果。看看小宝宝，听听喜欢的音乐等，灵活安排自己的时间。

坐月子新老观念大 PK

食用人参滋补身体： 人参中含有的人参皂苷，能产生兴奋作用，使新妈妈不能很好地休息。而且，人参及参须还可能引起回奶，哺乳新妈妈更不宜食用。

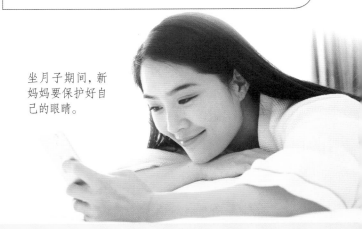
坐月子期间，新妈妈要保护好自己的眼睛。

产后第 24 天 别担心你的乳汁不够吃

已经进入产后第 4 周了，宝宝又长大了一些，喝奶量增加了，有些新妈妈开始担心自己的母乳不够宝宝吃了，担心宝宝吃不饱。其实，完全没有必要太过担心，只要进行合理的调养，新妈妈都能喂养好宝宝。

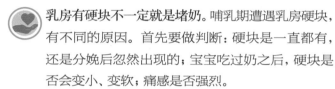

新妈妈重点看

! 呼吸法预防乳房下垂
胸前用力合掌，使左右肘与臂成一字形，用力到双肩发抖，然后卸去手臂力量，使手臂放松。

新妈妈母乳问题需关注

乳房有硬块不一定就是堵奶。哺乳期遭遇乳房硬块，有不同的原因。首先要做判断：硬块是一直都有，还是分娩后忽然出现的；宝宝吃过奶之后，硬块是否会变小、变软；痛感是否强烈。

乳房的情况不同，得出的结论也会不同。无论哪种情况，都不能用力去按揉乳房，处理不当会造成乳腺损伤，严重时乳房甚至会化脓。安全的做法是尽量多地让宝宝吃不舒服的一侧乳房，配合适当的温敷冷敷。如果超过 24 小时没有好转，及时寻求医生帮助，以免延误最佳的处理时机。

母乳储存。先把手洗净，再把奶水挤出，装入消毒奶瓶中，或放在冷冻保存的专用塑料袋里。储存挤出来的母乳要用干净的容器。如消毒过的塑胶筒、奶瓶、一次性消毒奶袋等。

解冻母乳。解冻母乳时不要用微波炉加热，温度太高会破坏乳汁中的免疫物质；也不要在明火上煮母乳，会破坏母乳中的营养物质和抗体。可以直接将母乳置于室温下回温，或者置于热奶器中，水温应低于 60℃。解冻后的母乳最好在 3 小时里尽快给宝宝喝，不能再次冷冻。

提高母乳质量

母乳是宝宝理想的营养来源，为保证宝宝健康，哺乳新妈妈要注意提高母乳质量。为此，新妈妈不仅要保护好自己的身体健康，而且要保持快乐、舒畅的心情。饮食要多样化，不要偏食。

饮食多样化，提高母乳质量。

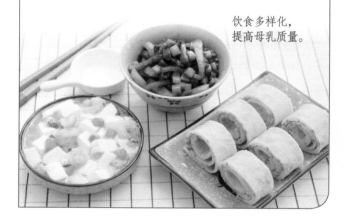

坐月子新老观念大 PK

催乳就要大鱼大肉： 催乳不必天天大鱼大肉，过于油腻的饮食可能会导致宝宝腹泻、新妈妈体重增加。很多蔬菜、豆制品和谷物都有催乳的作用。

产后第 25 天 应对脸上的妊娠斑

新妈妈脸上的色斑和雀斑都可能变得更加明显，但这也只是暂时的，大约 6 个月后会逐渐转淡。不过为了更好地恢复，新妈妈应注意护肤。

新妈妈重点看

出现皮肤瘙痒要避免刺激皮肤

洗澡最好使用孕产妇专用的洗浴品，如果用香皂，就要把身上的泡沫冲洗干净。

良好的生活习惯可祛斑

一些不良的生活习惯，会导致新妈妈脸部色素的沉着或黄褐斑的形成。在日常生活中，新妈妈应注意以下几个方面。

 保持平和的心态。 不管遇到什么事，都不急不躁，良好的情绪会使皮肤越来越好，色斑也会慢慢变淡。

 每天保证充足的睡眠。 新妈妈最好在晚上 10 点前入睡，最晚 11 点，因为晚上 10 点至凌晨 2 点是皮肤新陈代谢的最好时机。

 避免过度照晒。 阳光直接照射面部，会使面部的斑点增多、颜色变深或变大。因此，新妈妈外出应注意打伞或戴宽边太阳帽，或涂抹防晒霜。

 注意日常饮食。 多吃一些富含维生素 C、维生素 E 及蛋白质的食物。维生素 C 可抑制代谢废物转化成有色物质，减少黑色素的产生；维生素 E 能促进血液循环；蛋白质可促进皮肤生理功能。少食油腻、辛辣食品，忌烟酒。

 爸爸这样做：给宝宝看图案

新爸爸可以将黑白图案的卡片放在离宝宝脸部 20 厘米左右处慢慢移动，促使宝宝视线随着卡片的移动而移动，培养宝宝的反应追踪能力。

 自制祛斑面膜

产后祛斑美白不宜过早进行，随着产后身体的恢复，大部分新妈妈的妊娠斑都能慢慢淡化。不过，新妈妈也可以在家用食物自制纯天然的、安全的祛斑面膜。如牛奶面膜、橄榄油面膜等。

牛奶面膜：鲜牛奶 3 匙，面粉 1 匙。将鲜牛奶倒入干净的小钵或碗中，加入面粉搅拌均匀。洁面后，用热毛巾敷脸，然后将面膜均匀涂于脸部，或将面膜纸直接浸泡在牛奶面膜中，1 分钟后将面膜纸敷在脸上，保持约 20 分钟后用温水清洗干净。每周 2 次。

随着身体的恢复，斑能慢慢淡化。

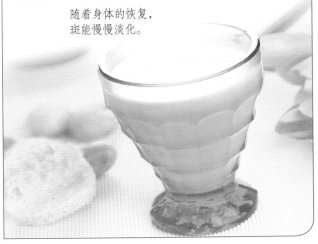

产后第 26 天 别为身上的赘肉烦恼

新妈妈的身体状态已经有了很大的改善，是不是开始为身上的赘肉而烦恼了？但是，你的身体还不适宜减肥，应做好产后的体重管理，循序渐进地恢复到产前苗条身材。

新妈妈重点看

气血两亏的新妈妈不宜减肥
此时可以适当食用一些能够补气血的食物，让身体更快恢复健康，之后再考虑恢复苗条身材。

做好产后体重管理

产后做好体重管理，要循序渐进地减重，此时，新妈妈不要过度担忧自己的体形，产后 6 个月是减肥的关键期，新妈妈不必急于一时，在日常生活中做好体重管理，循序渐进即可。

　做体重监测。定期测量体重可以监测产后新妈妈的营养摄入情况和身体恢复状态，时刻提醒新妈妈注意，要防止不均衡的营养摄入和不适宜的活动量危害身体健康。

　细化体重管理计划。在制订自己的体重管理计划时，一定要把目标具体化，这样每做完一项，划掉一项，有利于督促产后新妈妈按时完成体重计划。

　坚持母乳喂养。母乳喂养本身就会消耗大量的能量，有利于新妈妈控制体重。

　爸爸这样做：调整宝宝的睡姿

宝宝睡觉时最好左右轮流侧卧，这可以让宝宝全身肌肉放松，吐奶时也容易使口腔内的呕吐物流出，不会呛入气管。但宝宝最好减少仰卧的时间，仰卧会影响宝宝胸部和肺部的发育，也会造成呼吸困难。新爸爸要关注宝宝的睡姿，帮助宝宝变换睡姿。

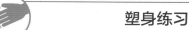
塑身练习

产后新妈妈想要塑造好身形，可以适量做一些低强度运动。瘦身没有想象的那么难，不用多费心，每天靠墙站站也能瘦。

每天晚饭后 30 分钟，靠墙站立，把整个背部紧贴在墙壁上，臀部、背部、腿、头等都尽量贴紧墙面，每次 15 分钟，每天做一次，1 周后就开始见到效果，不仅瘦腰，腿也会变得又细又直。

这是因为人在靠墙站立时，大腿内侧、小腿肚、腹部等部分的肌肉紧张，可促进脂肪的消耗，所以瘦下来了。

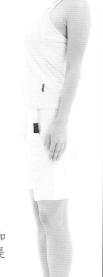

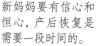
新妈妈要有信心和恒心，产后恢复是需要一段时间的。

体重判定标准

产后新妈妈想要塑造完美身材，先要建立体重管理概念，对自己的体重有一个科学的认识。那么到底自己的体重算不算肥胖呢？什么才是标准体重？目前最简单的依据就是体重指数，即 BMI(Body Mass Index) 指数。

BMI 计算方式：BMI= 体重（千克）÷ [身高（米）]^2

体重判定标准表

状态	BMI 数值
体重过低	< 18.5
正常	18.5~24
偏胖	24~28
肥胖	> 28

新妈妈需要注意的是，在制订自己的体重管理计划时，一定要把目标具体化，比如一天里的哪段时间做什么运动，做多长时间，一周体重要达到什么程度等，最好都写在计划表上。这样每做完一项，划掉一项，有利于督促新妈妈按时完成体重计划。

此外，新妈妈还要切忌盲目吃减肥药瘦身。减肥药主要是通过让人体少吸收营养，增加排泄量，从而达到减肥的目的。如果新妈妈服用，不但会对自身恢复不利，某些成分还会随着乳汁进入到宝宝体内，危害宝宝的健康。即便是不哺乳的新妈妈，因为产后身体比较虚弱，也不可盲目、自行吃减肥药瘦身。

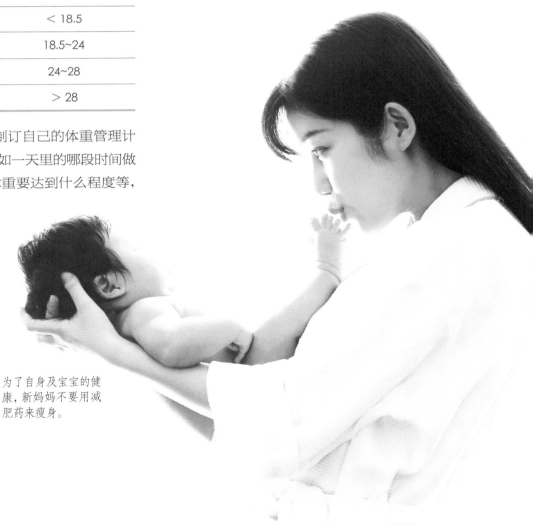

为了自身及宝宝的健康，新妈妈不要用减肥药来瘦身。

产后第 27 天 皮肤瘙痒

产后皮肤瘙痒多数出现在头胎的新妈妈身上，表现为先在肚皮上，尤其是妊娠纹的附近，产生一些小小的红疹，逐渐融合成一片，慢慢蔓延到大腿。这种痒疹和妊娠纹的产生有很大关系，一般怀孕期间体重增加过多的产妇比较容易出现这种症状，不过通常在产后 1~3 个月就会消失。

新妈妈重点看

剖宫产伤口发痒怎么办?

哺乳新妈妈要遵医嘱用药。切不可用手抓挠，用衣服摩擦或用水烫洗，这样只会加剧伤口部位的刺激。

皮肤瘙痒的应对方法

在坐月子将近 4 周时，有些新妈妈会觉得多处皮肤瘙痒，这时一定要确定过敏原，积极护理皮肤。

 避免食用刺激性食物。辣椒、酒精、咖啡、咖喱等刺激性食物，会使身体的痒感加剧。

 洗澡时水温不宜过高。用温度过高的水洗澡，会使皮肤更干燥，引起全身发痒。所以洗澡时水温要适宜，洗完澡后擦一些保湿乳液。

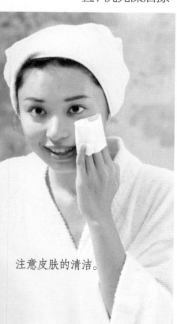

注意皮肤的清洁。

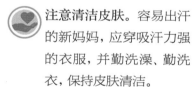 **注意清洁皮肤。**容易出汗的新妈妈，应穿吸汗力强的衣服，并勤洗澡、勤洗衣，保持皮肤清洁。

 增加房间湿度。皮肤干燥是导致产后皮肤瘙痒的重要原因，要适时增加房间湿度。

 远离过敏原。产后新妈妈要尽量避免过敏原，补充营养、水分。食用鱼汤、大豆、瘦肉等富含蛋白质、矿物质的食物。

初产妇易出现皮肤瘙痒的原因

盲目听从老人的劝告。传统观念认为，坐月子期间是不可以洗澡的。初产妇没有经验，盲目听从老人的劝告，不洗头、不洗澡，容易引起痱子、汗腺炎或者其他皮肤感染，产生皮肤瘙痒。

过度洗手。担心小宝宝受到病菌的感染，洗手的频率大大增加。不断干了又湿、湿了又干，造成恶性循环，就会造成俗称"富贵手"的手部湿疹。

过度清洗乳头。为了喂母乳，新妈妈们常会过度地清洁乳头，加上宝宝吮吸时的摩擦，易造成严重的皮炎，又痛又痒，极为难受。

 ### 爸爸这样做：给宝宝选择合适的玩具

新生宝宝的手很小，还不能抓握，也不会玩，但是眼睛会看，耳朵也会听。所以，新爸爸给宝宝选择玩具时，最好选择颜色鲜艳、带声音的玩具，如床铃、拨浪鼓等。

产后第 28 天 妊娠纹的颜色变浅

腹部变小了，这让新妈妈很欣慰，仿佛看到了自己往日苗条的倩影。妊娠纹也开始变浅，新妈妈做好护理，更有助于淡化妊娠纹。

新妈妈重点看

恶露变成白色

近期，流出的恶露量会很少，和平时的白带差不多，有时会含有褐色的物质，但量不多。

淡化妊娠纹

生宝宝是非常骄傲和幸福的一件事情，但新妈妈的肚子上、腿上会留下恼人的妊娠纹，严重影响新妈妈身体的美观。如何有效淡化妊娠纹成为新妈妈的心头大事。

 适当按摩。有助于增加皮肤弹性。在洗澡时，轻轻以打圈的方式按摩有肥胖纹或妊娠纹的部位。

 调养休息。产后无论多忙都要保证每天 8 小时以上的睡眠，调整体内激素的分泌。另外，还要进行适当的体育锻炼。

 适当补充维生素。平时多摄入富含维生素 B_6 的牛奶及奶制品，还有富含维生素 C 的食物，如橘子、草莓和绿色蔬菜等。

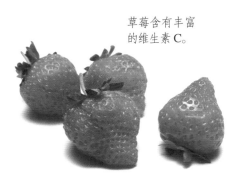

草莓含有丰富的维生素 C。

鸡蛋清巧除产后妊娠纹

鸡蛋清有很好的美容作用，不但可以使皮肤变白，而且能使皮肤细嫩。此外，鸡蛋清还具有清热解毒、消除或者减轻产后妊娠纹的作用。使用鸡蛋清去妊娠纹时，要先将有妊娠纹的部位清洗一下，然后打圈按摩 10 分钟，至微热时，将鸡蛋清敷在上面，10分钟左右擦掉，再打圈按摩，促进皮肤吸收好。

爸爸这样做：保证新妈妈饮食多样化

不挑食、不偏食比大补更重要。因为新妈妈产后身体的恢复和宝宝营养的摄取均需要大量各类营养成分，新爸爸需要保证新妈妈饮食粗细搭配、荤素搭配。

坐月子新老观念大 PK

产后就能美白祛斑：产后美白祛斑不宜过早进行，因为很多美白产品不利于新妈妈及宝宝的健康，妊娠斑会随着时间慢慢淡化。

产后第5周看重点：不可提前出月子

本周，体虚、无力、出汗的症状基本没有了，新妈妈感觉自己终于可以开始正常的生活了。但也不能操之过急，先从做运动或做家务慢慢过渡吧！

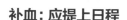

补血：应提上日程

产后第5周，新妈妈要根据自身情况进行补血，将补血"提上日程"。可以多吃一些补血的食物。

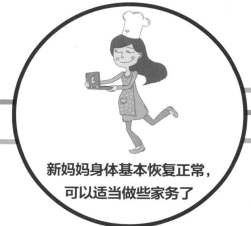

新妈妈身体基本恢复正常，可以适当做些家务了

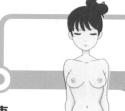

乳房：关注乳房健康

此阶段继续提倡纯母乳喂养。如果母乳不足或者由于新妈妈体力不支，不能完全母乳喂养时，首先应当选择混合喂养，采取补授法，当补授法也不能坚持时，再采用代授法。重要的是要经常检查乳房，及时发现乳房病变，避免其发展成严重的乳房疾病。

脏腑：功能调理关键期

血虚、气虚、阳虚、瘀血的新妈妈最应该注意产后月子调养，其体质很可能会得到明显的改善，否则会落下病根。

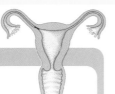

阴道：改善阴道松弛

产后第 5 周，新妈妈的子宫已经收缩到原来的大小，子宫内膜基本复原。在日常生活中，新妈妈一定要注意保护好私处，预防妇科病。"中断排尿法""收肛提气法"等都是不错的选择。

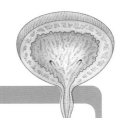

膀胱：产后尿频早治疗

随着子宫的缩小与恢复，尿频情况会有所改善，但如果新妈妈尿频的症状还未改善，应及时去医院检查，警惕泌尿系统感染及其引起的多种并发症。

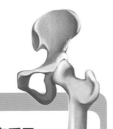

关节：做好保暖，预防产后风

产后风是"月子病"的一种，产后风表现为产后眩晕、头沉或疼痛，腰部、膝盖、脚踝、手腕等发麻、发痛，冒冷汗、寒战等，严重的产后风会阻碍子宫的血液循环，出现瘀血，影响生殖器官及泌尿系统的功能和下肢的血液循环。

本周大事件提前规划

本周，新妈妈的身体基本恢复正常，可以适当做些简单的家务。但是月子期还没有结束，整个身体仍旧处于恢复中，不可大意，把握这段黄金时期，月子一定要坐满 42 天。

- ☑ 新妈妈应限制调味料的使用量
- ☑ 通过健康饮食及自身情况补血
- ☑ 锻炼盆底肌肉，预防尿频
- ☑ 生病不能硬扛，遵医嘱用药
- ☑ 做好保暖工作，预防产后风
- ☑ 积极治疗急性外阴炎，预防产褥感染

产后第 29 天 月子一定要坐满

是不是觉得自己快熬过月子了？但事实上，月子还远没有结束，产后新妈妈还是不能忽视日常生活的细节，身体的恢复是个缓慢的过程，所以还要再忍耐一段时间。

新妈妈重点看

! 月子坐满 42 天

产后 42 天是调理身体的好时机，新妈妈一定要把握好，注意休息，避免劳累。

坐满 42 天月子

新妈妈自宝宝出生、胎盘娩出到全身器官（除乳腺）恢复至正常状态，大约需要 6 周，这 42 天称为产褥期，也是我们通常所说的"月子"。在产后 42 天内都要遵循坐月子的规矩，注意保暖，多休息，适当运动等，避免受风受寒。

❤ 产后 6~8 周宜多休息。新妈妈的身体在孕期里发生了太多的变化，如膨大的子宫、松弛的肌肉、为了分娩而改变的内分泌等，都需要一段时间来恢复，这需要 6~8 周。这段时间里，新妈妈的主要任务是休息，以及哺喂宝宝，给身体康复的时间。

❤ 不要进行重体力劳动。进行重体力劳动，如提拿重物非常不利于子宫的恢复。

❤ 无须完全静养。产后 42 天内，新妈妈也不宜完全静养、每天躺在床上，要适当进行活动、锻炼，如在室内溜达几圈，做做舒缓的拉伸运动和轻松的家务活等，都有助于身体恢复。

爸爸这样做：给宝宝申报户口

申报户口要带齐必要的材料，到户口所属的派出所填写户口申请单，进行户口登记，经历一系列的流程后，宝宝的大名就添加在户口本上了。

新妈妈不要担心出声打扰宝宝睡觉

宝宝在孕妈妈的肚子里早已习惯了伴着某种音律入梦，因此现在没有这些"背景声音"，宝宝或许一时难以适应。新妈妈可以轻轻地哼唱，放一些柔和的音乐或者晃动其他用来安抚宝宝的有声玩具。在这些带有声响的环境中，宝宝可能睡得更香。

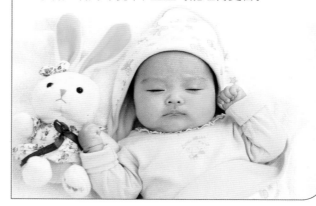

PK 坐月子新老观念大 PK

坐月子就是 30 天： 现代医学认为，从分娩结束到全身各器官恢复或接近孕前状态，大约需要 42 天。

产后第 30 天 宝宝满月了

产后第 5 周，新妈妈会发现，自己的身体变好了，体虚、无力、出汗的症状基本没有了，感觉自己终于可以开始正常的生活了。

适当庆祝宝宝满月

当宝宝满月的时候，往往要举家庆贺，有庆祝"家有后人""添丁之喜""足月之喜"的意思。庆贺时应注意以下几个方面：

 宝宝宜适度与亲人朋友接触。让宝宝现身接受大家祝福后就可以马上离开，不能影响宝宝正常的饮食和休息。

 新妈妈和主要看护者不要远离宝宝。要时刻注意宝宝有无吐奶，并提醒亲朋好友不要争相抱宝宝，避免宝宝情绪波动过大以及感染病菌。

 给宝宝拍满月照不能开闪光灯。宝宝在满月时拍照片，寄托了家人对孩子的希冀。但给宝宝拍满月照的时候，尽量在室内拍摄，选择宝宝身体状态、情绪都较好的时候，并带上宝宝的衣物、纸尿裤、湿纸巾、毛巾以备用。拍摄前，新妈妈应多与摄影师进行交流沟通，确保满月照的拍摄效果令人满意。要特别注意满月照不宜使用闪光灯。

 爸爸这样做：擦洗宝宝的小手

新生儿的皮肤非常娇嫩，很容易被擦伤或引起感染。擦洗宝宝的小手时应用无刺激性的肥皂，洗后用柔软的干毛巾吸干。

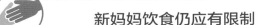
新妈妈饮食仍应有限制

虽然已经度过了 4 周，但此时新妈妈仍要限制食用调味料，如果吃不对，不但会对新妈妈造成伤害，还会对吃母乳的宝宝不利。

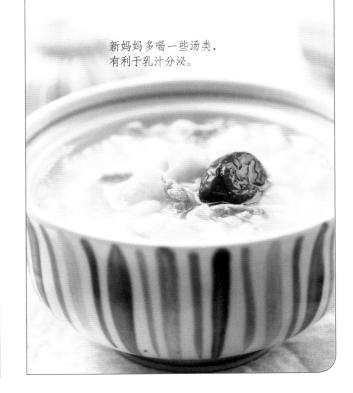

新妈妈多喝一些汤类，有利于乳汁分泌。

产后第 31 天 产后尿频早治疗

孕后期，孕妈妈会因为膀胱受压迫而出现尿频情况，产后，新妈妈尿频情况会有所改善，但如尿频的症状加重，应及时去医院检查，以确定原因。

新妈妈重点看

缓解尿频的小妙方
先解一点点小便，然后憋住，如此反复地练习，不仅可以缓解尿频，还可使盆底肌肉力量加强。

如何预防产后尿频

预防产后尿频，新妈妈应在生活中注意以下几点：

 提升免疫力。 新妈妈应注意多休息，不宜过早做重体力劳动，此外还要注意补充营养，以便新妈妈提升免疫力，增强体质，免受尿频困扰。

 多做收缩盆底肌练习。 这会使阴部的肌肉力量变强，有助于预防和改善尿频的症状。

 注意外阴的清洁。 勤换洗内裤，每天晚上用温开水清洗外阴，减少尿路感染的机会。

 严禁性生活。 坐月子期间严禁性生活，以免增加感染的机会，否则会引起阴道炎、子宫内膜炎、输卵管炎等疾病。

 爸爸这样做：带宝宝去打疫苗

新生儿刚从母体来到这个大千世界，免疫功能尚不足，对一些疾病缺乏抵抗能力。为了让宝宝健康成长，新爸爸要遵医嘱，及时做好宝宝的免疫接种。

新妈妈慎防泌尿系统感染

产褥期恶露和分泌物较多，又离尿道口近，细菌容易进入尿道，并向内进入到膀胱，再向上到肾脏，因而造成整个泌尿系统的感染。此外，产后尿潴留的问题也会引起泌尿系统感染。

泌尿系统感染后的症状主要有：尿频、小便疼痛、血尿，且会发热，一旦确诊为泌尿系统感染，就要在医生指导下服用一些抗生素类药物。这时新妈妈要注意的是千万不能憋尿，且要多喝水，以便于细菌排出。

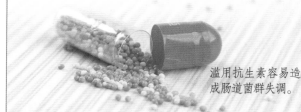

滥用抗生素容易造成肠道菌群失调。

坐月子新老观念大 PK

尿频就要少喝水： 如果新妈妈贸然减少饮水量，会影响代谢，不利于身体恢复。另外，因为身体有炎症而出现的尿频，一定要及时就医治疗。

产后第 32 天 补血仍然很重要

产后第 5 周，新妈妈切不可认为自己休整得差不多了就忽略了补血。哺乳期新妈妈的重点是保证自身营养和宝宝的需求，并控制摄入脂肪的量。

新妈妈重点看

及时治疗产后贫血
平时缓解精神压力，并使生活环境舒适，重视饮食疗法。同时，也要适当运动，使体力逐渐恢复。

根据自身情况补血

产妇分娩时都会或多或少地失血，所以产后的补血问题非常重要。其实，只要通过健康的饮食就可以达到很好的补血效果。新妈妈要适当多吃含铁较多、营养丰富的食品，如肉类、动物肝脏、动物血、红枣、花生、木耳等食物，才能达到很好的补血效果。

 吃菠菜滋阴补血。菠菜含有丰富的维生素 C、胡萝卜素、蛋白质，以及铁、钙、磷等，可补血止血、利五脏、通血脉、止渴润肠、滋阴平肝、助消化，很适合产后气血两亏的新妈妈。

 吃黄豆猪蹄补气血。黄豆和猪蹄的高蛋白结合，营养更加丰富，具有补血通乳、润肺和胃的功效，对于气血不足的哺乳新妈妈来说是很好的食补组合。

 多吃红色蔬菜。新妈妈可以在每餐中多吃些新鲜蔬菜和水果，尤其是红色蔬菜，如红苋菜等，这类蔬菜具有抗氧化、补血等功效。如果是刚从冰箱里取出的，不宜马上食用，等恢复到常温再食用。

新妈妈补血助养颜

不论是剖宫产还是顺产的新妈妈，在分娩的过程中，都会损耗气血，如果产后养护不好，会造成气血双亏。一般表现为面色晦暗、皮肤粗糙、干燥等。尤其是失血较多的剖宫产新妈妈产后更应注意补气、补血，新妈妈可以吃些补血食物。

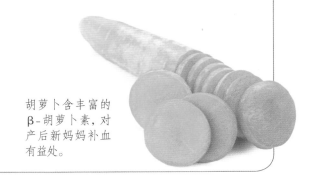

胡萝卜含丰富的 β-胡萝卜素，对产后新妈妈补血有益处。

 爸爸这样做：为宝宝洗脸

让宝宝平躺在床上或者新妈妈的腿上，新爸爸用拇指和中指分别压住宝宝的耳道，用湿纱布巾或毛巾，轻轻擦拭宝宝的脸颊、眉毛、脖子等部位，注意脖子褶皱里也要擦拭到，动作要轻柔。

产后第 33 天 预防产后风

产后第 5 周已经快要结束了，新妈妈仍然要时刻预防身体受凉，让身体内外处于暖暖的状态，才利于身体的恢复。

产后风的特点和类型

产后风的特点是：产后肢体酸痛、麻木，局部红肿、灼热，类似于风湿、类风湿引起的关节痛。

产后风有三种类型：

血虚型：遍身关节疼痛，肢体酸痛、麻木，头晕心悸，舌淡红、少苔，脉细无力。

风寒型：周身关节疼痛，屈伸不利，或痛无定处，或疼痛剧烈，宛如锥刺，或体肿、麻木，步履艰难，遇热则舒服，舌淡、苔薄白，脉细缓。

肾虚型：产后腰肌酸痛，腿脚乏力，或足跟痛，舌淡红、苔薄，脉沉细。

时刻注意保暖，利于身体恢复。

产后风以预防为主

产后风是"月子病"的一种，是产后女性因身体虚弱，感染风寒所致。表现为产后眩晕、头沉或疼痛，腰部、膝盖、脚踝、手腕等发麻、发痛，冒冷汗，身体发冷，寒战等。

 做好保暖工作。 产后新妈妈要防止出汗后受风或着凉，不要在坐月子期间用冷水洗衣服，也不要过度劳累。产后应居住在向阳、通风、干燥的房间，保持空气新鲜。

 不宜睡麻将席。 夏季坐月子的新妈妈，如果感觉太热，无法入睡，可以选择使用草席，但千万不能使用麻将席。麻将席属于竹编工艺，过于凉爽，体质虚弱的新妈妈不适合使用。

 吃补养身体的食物。 不吃辛辣、生冷的食物，适当吃些鲤鱼、猪蹄、南瓜以补养身体，预防产后风的发生。也可以咨询医生后服用一些补药，以补充气血，预防产后风的发生。或者煎服具有补充体力效果的黄芪、当归、熟地黄等药材。

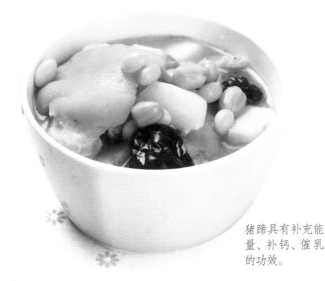

猪蹄具有补充能量、补钙、催乳的功效。

 空调、电风扇不宜直吹。坐月子期间，房间要保持合适的温度和相对湿度。一般冬季室温 21~25 ℃，相对湿度 50%~60%；夏季室温 23~28 ℃，相对湿度 40%~60%。如果气温过高或者过低，可以通过空调和电风扇来调节室温，但注意不能让风对着新妈妈和宝宝吹，否则易引起感冒。

 坐月子新老观念大 PK

坐月子不能看电视、手机： 传统习俗认为在坐月子期间，新妈妈看电视、看书、玩手机会损害眼睛，造成易流泪、视力下降等问题。但其实看书、看电视可调节心理状态，防止抑郁和焦虑，也可了解喂养宝宝的相关知识。偶尔看书、上网都是可以的。

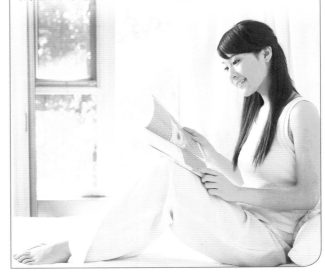

 爸爸这样做：让宝宝远离小动物

有小动物的家庭，新爸爸要特别注意对宝宝的看护。可将小动物转移到别处，同时随时注意关上宝宝的房门，严防小动物钻进室内带进去细菌等，影响宝宝健康。

产后第 34 天 生病要科学用药

新妈妈生病需要吃药时，不能一味硬扛着，否则将延误病情，影响身体恢复。哺乳新妈妈需要注意，不吃对宝宝有影响的药物，并且在服药 4 个小时后再哺乳。

哺乳期能吃药吗

哺乳新妈妈患病后能不能吃药，会不会影响宝宝的健康？其实只要注意哺乳期服药的一些注意事项，就可以放心用药了。

 在用药前咨询医生。 哺乳新妈妈在需要服药时，主动告诉医生自己正在哺乳期，以便医生开出适合服用的药物。另外，哺乳新妈妈如果在喂了宝宝母乳后服药，应等到下次乳汁内药物浓度达到最低时再喂宝宝，这样宝宝才会更加安全。

 服药 4 小时后再哺乳。 一定要服用药物时，新妈妈可以在哺乳后马上服药，并尽可能推迟下次哺乳时间，最好是间隔 4 小时以上。

 选择单一成分、速效剂型的药。 单一成分对宝宝来说影响较小，尽量避免复方制剂；而速效剂型可以避免药物在母体内停留太长时间。

 坐月子新老观念大 PK

产后生病打针更管用： 从安全性角度，口服药要比注射药物好，妈妈患常见疾病，优先选择口服药物，当然为保证哺乳的安全性，服药前应遵医嘱。

哺乳新妈妈不宜吃的药

新妈妈吃药需要谨慎，尤其是哺乳新妈妈，不应吃对新生儿、哺乳期宝宝有影响的药。如抗生素、镇静催眠药、抗甲状腺药等。如果必须服用，一定要在医生的指导下进行，并暂停哺乳，停药后也需要间隔数天才可以继续哺乳。

爸爸这样做：给宝宝拍照

给宝宝照相一般都是自然光加柔光，不要用闪光灯。拍照时一定要注意宝宝的情绪。宝宝哭闹时可以拍几张哭的照片，但不要太多。宝宝心情舒畅时，记录下阳光可爱的一面，当然是最好的了！

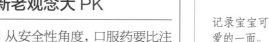
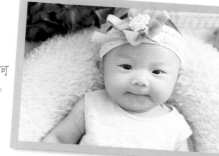

记录宝宝可爱的一面。

产后第 35 天 打好阴道 "保卫战"

女性阴部是一个极需保护的私密地带，日常生活中注意选用一些保健方法，可以防患于未然，让你开开心心地做新妈妈。

改善阴道松弛的办法

自然分娩的新妈妈为了预防阴道松弛，可以从以下几点做起：

 练习走 "猫步"。"猫步" 也就是 T 型台步，走路时双脚脚掌呈 "1" 字形走在一条线上，形成一定幅度的扭胯，对胯部起到挤压和按摩作用，十分有益于塑身。

 收肛提气法。此法能很好地锻炼盆腔肌肉。每天早晚在空气清新的地方，深吸气后闭气，同时如忍大小便状收缩肛门，如此反复 60 次以上。习惯了以后，平时生活中都可以进行。

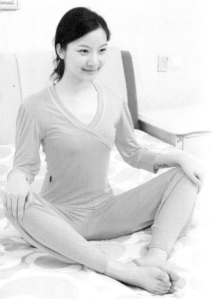

生孩子导致的阴道松弛是一种生理现象。

 进行 "中断排尿" 训练。中断排尿训练可以提高阴道周围肌肉的张力，方法是：小便时进行排尿中断锻炼，排尿一半时忍着不排让尿液中断，稍停后再继续排尿，如此反复。经过一段时间的锻炼后，阴道周围肌肉张力会有所提高。

积极预防产褥感染

产褥感染轻则影响新妈妈的健康、延长产后恢复时间，重则危及生命，因此必须做好预防工作。应积极治疗急性外阴炎、阴道炎及宫颈炎，避免胎膜早破、滞产、产道损伤及产后出血。除了接生时避免不必要的阴道检查及肛检外，还要注意产后卫生，保持外阴清洁。

 爸爸这样做：给宝宝进行语言启蒙

与宝宝的脸相距 20 厘米左右的范围内，新爸爸对宝宝微笑并且说话，如 "宝宝，你好啊！" 等，每次 2~3 分钟，每天坚持 1~2 次。经过多次练习后，宝宝会开始模仿新爸爸 "说话"。

产后第6周看重点：重视产后体验

产后第6周，月子已经接近尾声了。坐月子的意义就是为了让女性妊娠期间体内所产生的生理及心理的变化，在分娩后逐渐恢复到较好的状态，所以一定要重视产后体检。

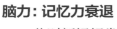

脑力：记忆力衰退

此时新妈妈发现自己会丢三落四、认知能力变差。不用担心，待身体激素分泌正常后，记忆力会复原。

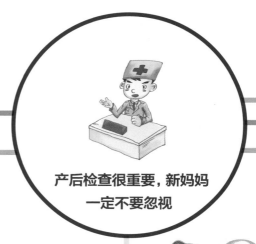

产后检查很重要，新妈妈一定不要忽视

乳房：防止乳房下垂

在哺乳期要避免体重增加过多，因为肥胖也可以导致乳房下垂。新妈妈在哺乳期乳腺内充满乳汁，重量明显增大，容易加重乳房下垂的程度。在这一关键时期，要讲究戴文胸，注意乳房卫生，防止发生感染。停止哺乳后也要呵护乳房，以防乳房变小或下垂加重。

恶露：白带开始正常分泌

本周恶露几乎没有了，白带开始正常分泌。恶露不尽的新妈妈除了遵从医嘱，积极治疗外，更应保持私处卫生，以免发生感染。

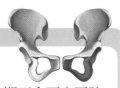

骨盆：缓解疼痛

如果骨盆疼痛长期不愈可去医院采用推拿按摩法治疗，并服消炎止痛药。同时多休息，少活动，避免过早下床，扭动腰部、臀部。但也不可绝对静止不动，还要适当做些简单的锻炼。

盆腔、子宫等：产后检查

确定产后新妈妈身体恢复情况，内容包括子宫大小，有无脱垂，盆底肌肉组织张力恢复情况等。产后检查的重要性不言而喻，新妈妈一定要足够重视。

足跟：疼痛需保养

要注意多休息，不宜久站；脚部不要受凉。尤其在夏季，如果空调屋内很凉，一定要记得穿袜子；选择厚底鞋，鞋底不软但鞋垫软一些的鞋子，最好后跟部有一定弧度以适应足跟的弧形；进行足跟按摩，或者进行功能锻炼。

本周大事件提前规划

新妈妈马上可以出月子了，最后一周的时间里可不能马虎，要看身体是否完全恢复，一定要去医院做相关项目的检查，为坐月子画上一个完美的句号。

☑ 适当做些简单的家务，增加运动量

☑ 缓解压力，做脑力游戏，改善记忆力

☑ 产后瘦身不能忽视营养摄入

☑ 缓解产后疼痛找对方法

☑ 做做亲子操，增进母婴感情

☑ 产后 42 天一定要进行产后检查

产后第 36 天 可以做轻松、不费力的家务

这周，大部分新妈妈的身体已经恢复，可以适当做一些轻松、不费力的家务，既能使产后生活过得充实，预防产后抑郁，还能增加运动量，有助于控制体重。

新妈妈重点看

适当增加运动量
此时新妈妈的身体已基本复原，在医生允许的情况下可以适当增加运动量，但同样以不感到疲劳为前提。

适当做些简单的家务

本周，新妈妈的身体基本恢复正常，可以适当做些简单的家务。如做饭、洗衣服、给宝宝洗澡等。

　让家人分担家务。月子期间，新妈妈可以做一些轻松的家务，但长时间做家务会引起疲惫，这时应该主动告诉家人，请他们分担家务。新爸爸更是应该体贴新妈妈，主动承担部分家务活和照顾宝宝的工作等。

　不宜做繁重的家务。产后新妈妈不能因为身体已有所恢复就开始进行繁重的劳动，应避免长时间站着或集中料理家务，因为此时身体还是相对虚弱的。虽然此时新妈妈的身体已经基本恢复，但还是要以休息为主，所以在做家务时，要以不疲劳为限。

　做家务时不宜碰凉水。产后新妈妈体质虚弱，月子期间要注意保暖，千万别碰冷水，尤其是孕前就有怕冷、畏寒症状的新妈妈，月子期间尤其要注意。日常洗浴、做简单家务时要注意，尽量用温水或稍热的水。另外，即使是便后洗手时，也要等水温了再洗，不要刚放开水龙头就用手去试水，以免日后手指关节疼。

主动承担家务，做满分爸爸

新爸爸要体贴新妈妈，新妈妈在月子期间的休息、情绪、营养等都很重要。因此，新爸爸在月子里应避免应酬，积极主动地给宝宝洗澡、换尿布，并承担其他家务。如果宝宝夜里会哭闹，新爸爸应帮助新妈妈一起照料宝宝，避免新妈妈产生委屈的情绪。

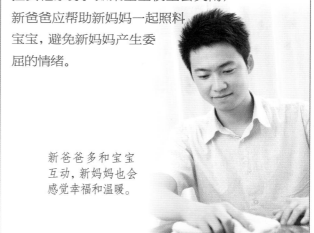

新爸爸多和宝宝互动，新妈妈也会感觉幸福和温暖。

　爸爸这样做：训练宝宝的嗅觉

新爸爸可以尝试着把不同气味的物体给宝宝闻，如妈妈的衣服或不同的水果等，看看宝宝的反应如何。如宝宝脸部肌肉有抽动，就表明有良好的刺激作用。

产后第 37 天 抢救记忆力

月子已经接近尾声了，新妈妈已经能独自带宝宝了，但此时新妈妈发现自己会丢三落四、认知能力会变差。不用担心，待新妈妈们身体激素分泌正常后，记忆力也会恢复。

新妈妈重点看

核桃不宜多吃

核桃有健脑的功效，但其油脂含量较高，不宜多吃，每次吃 2~4 个核桃即可。

这样做，不变"笨"新妈妈

新妈妈在产褥期及哺乳期中因激素变化引发的记忆力衰退、反应变得相对迟钝等，日常生活中这样做，症状会有所缓解：

 缓解压力，改善记忆。压力容易让人的注意力分散，降低人储存新信息、形成新记忆的能力。新妈妈要自然面对产后的一切，不必凡事追求完美，以免因体力、精力有限没达到预想状态而给自己施压。

 吃有益于记忆的食物。多吃一些有助于提高记忆力的食物，如谷物类、绿叶蔬菜、柑橘类、坚果、鱼类等，这些食物有助于产后记忆力的恢复。

 保证睡眠。家人在照顾好宝宝的同时，也应多关注产后新妈妈，替她多分担一些，让她休息好，睡眠足。睡足，睡饱后，醒来时再做事就会更有条理。

 做脑力游戏。脑力游戏可以活跃大脑，新妈妈可以继续做怀孕时做的脑力游戏，比如拼图、找不同等。在丰富生活乐趣的同时还能益智，一举两得。

节食减肥时小心害了记忆力

非哺乳新妈妈因为不用哺喂宝宝，所以急于减肥的心态较哺乳新妈妈急切。产后节食减肥是非哺乳新妈妈们经常采用的方法，但是脑工作的主要动力来源于葡萄糖，它能刺激大脑，加速大脑处理信息的能力，增强短期与长期记忆。过度节食会使机体营养匮乏，这种营养缺乏使脑细胞受损严重，将直接影响新妈妈的记忆力，使新妈妈变得越来越健忘。

坐月子新老观念大 PK

生完孩子傻三年： 一直有"生完孩子傻三年"的说法，其实，并不是指新妈妈真的傻了，而是新妈妈在怀孕期、产褥期及哺乳期中因激素变化引发了记忆力衰退。这时，新妈妈可以多吃一些益智健脑的食物。经过调养、合理安排生活与工作，新妈妈也可以记性很好的。

产后第 38 天 制订瘦身计划

产后第 38 天，快出月子了，有些新妈妈意识到自己发胖的身体影响美丽。从现在起，就要从运动和饮食上制订一个瘦身计划了，让新妈妈更健康、更安全地控制体重、恢复身材。

产后瘦身重方法

一般来说，女性在 30 岁以后就开始进入了体重增长期，由于身体激素的变化，本身就容易堆积脂肪，导致体重增加，身材走形。如果女性在 30 岁以上再怀孕、分娩，那么怀孕时增加的体重和产后的滋补让新妈妈的体形恢复起来更难，因此讲究产后瘦身的方式很重要。

 好睡眠帮助瘦身。睡眠的质量直接影响着激素的分泌量，长时间、优质的睡眠质量可以让激素分泌增加，这样就可以促进身体的新陈代谢，让脂肪快速地被分解和消耗。

 高龄新妈妈不可忽视产后瘦身。新妈妈只要有足够的耐心和决心，掌握产后瘦身的黄金期和科学的瘦身方法，身材也能恢复，甚至比之前的身材更好。

 摄取促进脂肪和糖代谢的 B 族维生素。维生素 B_1 可以将体内多余的糖分转换为能量，维生素 B_2 可以促进脂肪的新陈代谢。

富含维生素 B_1 的食物：猪肉、猪肝、黑糯米、花生、脱脂奶粉、全麦面包等。

富含维生素 B_2 的食物：猪肉、动物肝脏、鳗鱼、蘑菇、蚌蛤、茄子、木耳、茼蒿、紫菜等。

哺乳期不当减肥对母婴不利

新妈妈刚生产不久就盲目节食减肥，不仅会导致身体虚弱，恢复慢，严重的还可能引发各种并发症。长期吃减肥药，会对肝、肾造成损害，而且药物还会通过乳汁传递给宝宝，造成宝宝肝、肾的损害。针灸减肥会使新妈妈食物摄入量大大减少，进而影响乳汁的分泌，不利于宝宝的健康。新妈妈要慎重选择。

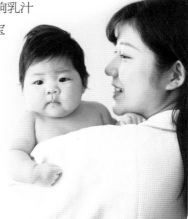

不宜过早开始减肥，以免影响哺乳和宝宝健康。

 ### 爸爸这样做：帮助新妈妈瘦身

新妈妈产后身材恢复需要新爸爸的帮助与鼓励。多帮忙照顾宝宝，给新妈妈腾出做瘦身运动的时间。

产后第 39 天 以自然清秀为美

化妆固然可以让新妈妈更漂亮，但月子里最好不要化妆，也不要使用染发剂、香水等有一定刺激性的物品，为了宝宝和自己的健康，还要再坚持一下。

新妈妈重点看

避免盐分摄入过多
新妈妈如果摄入的盐分过多，会影响新陈代谢，造成皮肤粗糙，还会导致黑色素生成，使皮肤变黑。

不化妆一样很美

"清水出芙蓉，天然去雕饰。"月子里的新妈妈不化妆也别有一番韵味，趁这段时间，让自己的皮肤和身体在最自然的状态下，好好休养吧。

 避免染发烫发。生产后，新妈妈尽量少做头发染烫，因为染烫发不利健康。产后的头发较脆弱，烫发、染发时会用一些化学药水，对发质会产生很大的影响。对于哺乳新妈妈来说，烫发染发使用的药水会影响乳汁，不利于宝宝的健康，所以爱美的新妈妈们还是忍一忍吧。

 不宜浓妆艳抹。对宝宝来说，新妈妈身上有一种特殊的气味，当闻到"新妈妈的味道"时，他会觉得安全、愉悦。但是哺乳期的新妈妈浓妆艳抹时，会掩盖自身的气味，宝宝可能会不愿与新妈妈亲近，甚至拒绝吃奶和睡觉。而且宝宝接触到新妈妈皮肤上的化妆品后，可能会威胁到宝宝的身体健康。所以，哺乳期的新妈妈最好不要带着浓妆喂奶，更不要使用一些质量差、有强烈刺激性的化妆品。

 不宜使用香水。产后，新妈妈的皮肤会发生变化，用香水可能会引起过敏；而且宝宝的嗅觉也很敏感，过于刺激的味道也可能会让宝宝产生不适。所以，新妈妈尽量不要使用香水。

不要忽视手的保养

手部皮肤是新妈妈皮肤护理时容易漏掉的部位，常常导致手部皮肤干皱、粗糙，爱美新妈妈不要忘记产后手的护理。洗手时要用温水洗，手心、手背、手指缝都要清洗到位。另外，因为手掌汗腺多、易脏，新妈妈可以用煮面条的汤水来擦拭，使手掌光滑、清爽。

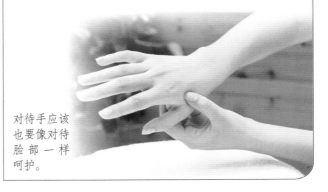

对待手应该也要像对待脸部一样呵护。

坐月子新老观念大 PK

剖宫产不用预防产后风：这种说法是错误的。医学研究发现，高龄分娩、剖宫产产妇更易患产后风，如果放任不管，就有可能持续数月甚至数年。

产后第 40 天 告别各种产后疼痛

月子期接近尾声了，新妈妈的身体是否恢复得不错了呢？不小心"招致"了疼痛，也无须恐慌，趁最后这几天好好调理，会促进康复的。

缓解产后疼痛的具体方法

产后新妈妈常常感觉头、手、脚、腰、背、骨盆、足弓等部位疼痛难忍，尤其是产程过长或月子早期没护理到位的新妈妈更容易出现这些状况。以下我们提供一些缓解产后疼痛的方法，提高新妈妈产后幸福感。

 缓解头疼的办法。在头疼发作时，不妨在光线较暗、四周安静的房间里睡一会儿，或者对太阳穴进行按摩，都可以有效缓解头疼。另外，也可以通过食疗的方法改善，多吃健脾除湿、活血化瘀的食物，如山药、薏米等。头疼严重的要及时就医，不可自行服药。

 产后腰酸背痛巧应对。缓解产后腰酸背痛最好的方法就是让腰背肌肉得到适当的休息。新妈妈要保证充足的营养及睡眠，在饮食上要多摄入钙质丰富、容易消化的食物，睡觉时最好采取侧卧姿势，并经常更换卧床姿势，选择的床垫也不宜太软。另外，要注意腰部的防寒保暖，天气变化时及时添加衣物。

 骨盆疼痛多休息。骨盆疼痛一般过几个月后，会自然缓解。如果长期不愈可去医院采用推拿按摩法治疗，并服消炎止痛药，即可减轻疼痛。但也不可长时间不活动，还要适当做些简单的锻炼。

足跟痛如何保养

产后足跟痛表现为足跟一侧或两侧疼痛。新妈妈可通过以下方法进行护理和保养：

要注意多休息，不宜久站；

脚部不要受凉；

选择厚底鞋，鞋底不软但鞋垫软一些的鞋子；

进行足跟按摩，或者进行功能锻炼。

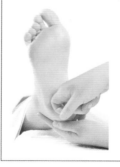

按摩足跟前宜用热水泡脚，按摩完后注意脚部保暖。

爸爸这样做：与宝宝互动

让宝宝俯卧在新爸爸的手臂上，新爸爸右转转、左转转，将宝宝的身体稍向前下方，让宝宝把头抬起来，看着新妈妈。这个游戏可以通过俯卧转圈，抬头伸臂，增强宝宝的肌肉力量和平衡感。

产后第 41 天 开始亲子运动时间

马上就出月子了，照顾宝宝也变得更得心应手了，每天趁着空余时间，与宝宝一起做一做亲子瑜伽，既能锻炼身体，也能增进亲子感情。

做做亲子操，增进母婴感情

好玩、有趣又甜蜜的亲子运动，既能帮助新妈妈减肥，还能让新妈妈在运动的过程中和宝宝玩得开心。

亲子操：下犬式，和宝宝捉迷藏

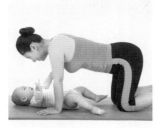

步骤 1：让宝宝平躺在瑜伽垫上，新妈妈跪立，让宝宝处于双臂中间。双手固定，移动双脚向后。

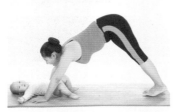

步骤 2：吸气，臀部向上抬起，使身体形成三角形。脚跟向地面下压，保持 4 次呼吸。

亲子操：手推双脚，帮助宝宝学"走路"

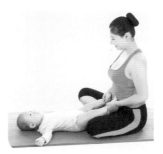

步骤 1：让宝宝平躺，新妈妈双腿盘坐，正对宝宝，让宝宝适应此体位。

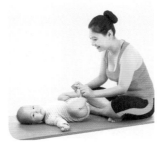

步骤 2：新妈妈轻推宝宝的脚，让他感受推和蹬的力量。

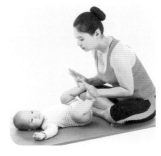

步骤 3：新妈妈可以一边与宝宝玩推双脚游戏，一边前后拉伸背部。

产后第 42 天 重视产后检查

今天是月子的最后一天，经过一段时间的调养，新妈妈的身体发生了许多微妙的变化。这个时候，新妈妈应该进行产后检查，以便让医生了解自己的恢复情况。

新妈妈重点看

！ 宜穿平底鞋

新妈妈的鞋要选舒适的平底鞋，最好是透气的布鞋，保持足部舒适。

产后 42 天要进行产后检查

产后 42 天的检查尤为重要，可以让医生了解新妈妈的恢复情况，及时发现异常，防止后遗症。

➕ 新妈妈和宝宝共同检查。 产后检查是新妈妈和宝宝的共同检查，最好安排一位家人陪同前往，带好宝宝所需要的物品，以方便照顾。

➕ 带齐材料。 去医院时，最好带上围产手册、出生证明、疫苗接种证和体检手册，这样可以方便医生快速系统地掌握新妈妈和宝宝的具体状况。

➕ 提前预约。 最好打电话提前预约，虽然新妈妈出了月子，但是身体还没有完全恢复，又带着宝宝，所以要尽可能地减少排队、拥挤等不必要的麻烦。

➕ 不宜因照顾宝宝耽误检查。 一些新妈妈因初为人母，忙得焦头烂额，抽不出时间做产后检查，这样是不应该的，再忙也不能耽误产后的健康检查。有了健康的身体，才能更加悉心地照料和呵护宝宝。

宜进行内科检查

孕前患有并发症的新妈妈，如肝病、心脏病、肾病等，应及时到医院内科检查病情变化。

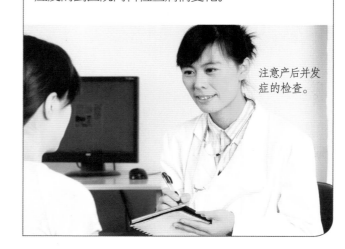

注意产后并发症的检查。

爸爸这样做：定期抚触按摩宝宝

抚触从宝宝软软的小脚开始，把宝宝的每一个脚趾都转一转，然后用大拇指按压脚掌，接着再向上到宝宝的双腿。轻轻地捏捏小腿和大腿，按摩到宝宝的胸脯和肚子的时候，先要轻轻地把双手平放在宝宝身子中央，然后再向两边伸展，手指尖向外转小圈按摩。

了解产后检查项目

去医院产检前最好打电话提前预约，做好充分的准备。要把自己身体上的不适或心中的疑惑告诉医生，寻求医生的意见和帮助。

检查项目	检查目的	备注
体重检查	监测产后体重增加速度，并根据体重情况适当调整饮食	体重是最简单、方便的健康自测标准，产后新妈妈可在家备一个体重秤，随时关注自己的体重
血压检查	基础检查项目，看产后新妈妈血压是否恢复到正常水平	尤其是怀孕时有妊娠高血压疾病的新妈妈要重点检查
血常规检查	确定是否有贫血，身体是否有炎症	妊娠合并贫血及产后出血的新妈妈一定要检查
尿常规检查	确定是否有尿路感染	自我感觉小便不适或曾患妊娠中毒症的产后新妈妈必检
盆腔器官检查	确定产后新妈妈身体恢复情况	内容包括子宫大小，有无脱垂；盆底肌肉组织张力恢复情况
阴道分泌物检查	确定子宫恢复情况，是否有炎症	观察阴道分泌物的量、色、味，顺产新妈妈必检项目
会阴及产道的裂伤愈合情况	确定会阴、产道恢复情况	顺产新妈妈必检项目
腹部伤口的愈合情况	通过触摸、观察等方式确定腹部是否柔软，子宫及腹部伤口是否有粘连等	剖宫产新妈妈必检项目
内科检查	根据产后并发症情况有针对性地检查	非必检项目
特殊项目	避孕指导和新生儿哺喂指导	对自己乳汁质量或营养状况有疑惑的新妈妈，可以进行乳钙水平测试

PK 坐月子新老观念大 PK

产后检查没必要： 有不少过来人认为，产后检查没什么必要，即便是检查也查不出什么问题来。而且，产后经过调养，身体有劲儿不虚弱，就觉得已经养好了身体。但是产后检查不仅是看新妈妈是不是感觉良好，而是通过仪器检查新妈妈各个器官的恢复情况，及时发现异常、及时治疗，预防后遗症。而且，在产后检查中，还有对宝宝发育情况的检查，指导新妈妈进行科学的新生儿喂养、护理等，一定不要忽视。

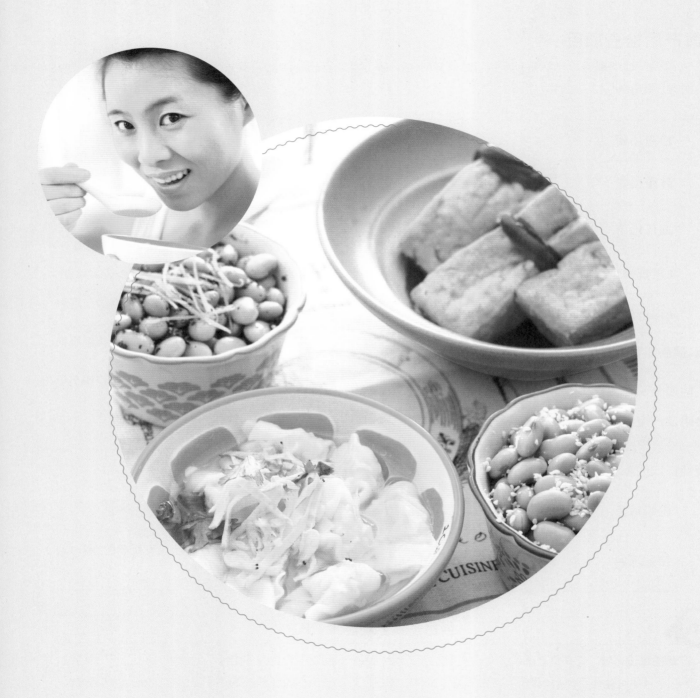

产后饮食：
吃好月子餐，
产后恢复的重要一步

吃对月子里的一餐一饭，不仅可以使新妈妈恢复往昔的活力，还能精力充沛地轻松驾驭照顾宝宝的甜蜜任务。

月子里怎么吃呢？本章内容不仅根据新妈妈每周的身体恢复状况指出滋补重点，还精心为新妈妈准备了 42 天的食谱。新妈妈需要准备的食材、做法步骤、成品效果图、营养功效，都会一一呈现。从初期开胃排毒、补钙补血，到中期催乳下奶、调理滋补，再到后期预防抑郁、瘦身养颜，条理清晰，各有侧重，新妈妈再也不用为吃什么而发愁了！

产后第1周

　　产后最初几天，新妈妈因为身体虚弱，胃口变差，对"吃"提不起兴趣。产后第1周的饮食重点是开胃而不是滋补。在本周，适宜清淡的饮食，新妈妈胃口好，吸收才能好。

产后第1周宜这样吃

宜以稀软食物为主。

依据新妈妈的身体状况，月子期间的饮食宜以稀软为主。

▷ 本周不宜吃什么

人参：人参中的皂苷易使新妈妈出现失眠、烦躁、心神不宁等症状。

辣椒：辣椒易使新妈妈上火、口舌生疮。

新妈妈一日营养食谱搭配推荐	
餐点	餐单
早餐	1份肉末蒸鸡蛋 + 半根蒸山药
午餐	1碗什锦面 + 小份鲜虾豆腐
晚餐	1碗牛奶红枣粥 + 小份油菜香菇
加餐	红糖红豆汤 1小碗

开胃健脾的食材

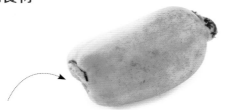

莲藕：莲藕中含有大量的碳水化合物、维生素和矿物质，营养丰富，清淡爽口，可以祛瘀生新、健脾益胃、润燥养阴、行血化瘀、清热生乳。

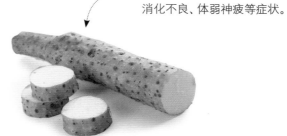

山药：山药有健脾润肺、补中益气、止渴止泻等功效，可治疗食欲不振、消化不良、体弱神疲等症状。

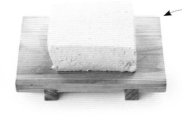

豆腐：豆腐含有丰富的植物蛋白和钙，容易消化，热量也低，其温和滋润的功效很适合本周新妈妈清补。

山楂：山楂不仅能够帮助新妈妈增进食欲，促进消化，还可以散瘀血，帮助恶露不尽的新妈妈尽快化瘀，排尽恶露。

产后第1天

平菇小米粥

原料：大米、小米各 50 克，平菇 30 克，盐适量。

做法：① 平菇洗净，焯烫后切片；大米、小米分别洗净。
② 将大米、小米放入锅中，加适量清水大火烧沸，改小火熬煮。
③ 待米煮烂时放入平菇，下盐调味，稍煮即可。

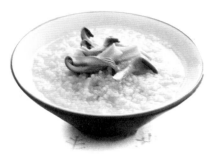

◀ 营养功效：
此粥能滋阴养胃、补血，改善人体新陈代谢，可帮助新妈妈增强体质。

草莓藕粉

原料：藕粉 50 克，草莓适量。

做法：① 藕粉加适量水调匀；草莓洗净，切成块备用。② 锅置火上，加水烧开，倒入调匀的藕粉，用小火边搅动边慢慢熬煮，熬至透明。③ 将草莓块放入搅拌机中，加入适量水，榨汁。④ 草莓汁倒入藕粉中调匀即可。

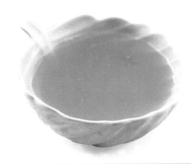

◀ 营养功效：
藕粉具有益胃健脾、养血补益、开胃功效，且易于新妈妈消化吸收。

紫菜鸡蛋汤

原料：鸡蛋 1 个，虾皮 10 克，紫菜 10 克，香菜 50 克，盐、葱花各适量。

做法：① 虾皮用温水洗净；紫菜撕碎放入碗中；鸡蛋打散；香菜择洗干净，切段。② 油锅烧热，下葱花略煸，加入水、虾皮，用小火煮片刻，加入盐、香菜段和鸡蛋液。③ 待鸡蛋液起花，将锅内的汤全部倒入装有紫菜的小碗内即可。

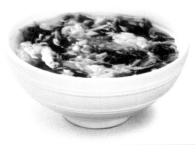

◀ 营养功效：
紫菜和虾皮都是补钙佳品，含有丰富的蛋白质、铁、碘等营养素，适合新妈妈食用。

鲈鱼豆腐汤

原料：去骨鲈鱼 1 条，豆腐、香菇各 20 克，姜片、葱花、盐各适量。

做法：① 将去骨鲈鱼洗净，切块；豆腐切块；香菇浸泡，去蒂。
② 将姜片放入锅中，加清水烧开，加入豆腐、去骨鱼肉、香菇，炖煮至熟，撒上葱花，加盐调味即可。

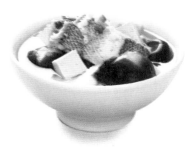

◀ 营养功效：
鲈鱼有滋养身体的作用，豆腐含有丰富的植物蛋白和钙，能促进新妈妈的食欲，且容易消化。

产后第 2 天

什菌一品煲

原料：猴头菌、草菇、平菇、白菜心各 50 克，干香菇 30 克，葱段、盐各适量。

做法：① 干香菇泡发后洗净，切十字刀；平菇洗净，切去根部；猴头菌和草菇洗净后切块；白菜心掰成小块。② 锅内放入清水或高汤、葱段，大火烧开。③ 再放入香菇、草菇、平菇、猴头菌、白菜心，转小火煲 10 分钟，加盐调味即可。

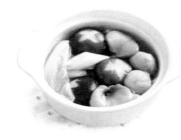

◀ 营养功效：
这款什菌汤可开胃，很适合产后虚弱、食欲不佳的新妈妈食用。

牛奶红枣粥

原料：大米 50 克，牛奶 250 毫升，红枣 3 颗。

做法：① 红枣洗净，取出枣核备用。② 大米洗净，用清水浸泡 30 分钟。③ 锅内加入清水，放入淘洗好的大米，大火煮沸后，转小火煮 30 分钟，至大米绵软。④ 加入牛奶和红枣，小火慢煮至牛奶烧开，粥浓稠即可。

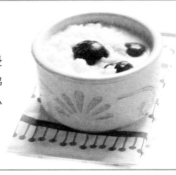

◀ 营养功效：
牛奶含有丰富的蛋白质、维生素和矿物质，特别是含有较多的钙，营养又美味。

红糖煮鸡蛋

原料：鸡蛋 2 个，红糖适量。

做法：锅中水煮沸后放入鸡蛋，待水再沸放入红糖，小火煮 15 分钟即可。

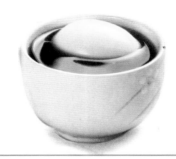

◀ 营养功效：
红糖能活络气血，加快血液循环，有利于产后新妈妈身体恢复。

什锦面

原料：面条 100 克，肉馅 50 克，鸡蛋 1 个，香菇、豆皮、胡萝卜各 20 克，香油、盐、鸡骨头、海带各适量。

做法：① 鸡骨头和洗净的海带一起熬汤；香菇、胡萝卜洗净，切丝；豆皮洗净切丝。② 肉馅中加入蛋清揉成小丸子，入开水煮熟。③ 把面条放入熬好的汤中煮熟，放入香菇丝、胡萝卜丝、豆皮丝、肉丸及盐、香油即可。

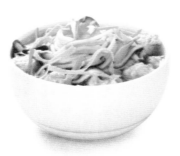

◀ 营养功效：
什锦面含有多种营养素和膳食纤维，帮助新妈妈产后初期调养身体、恢复体力。

产后第 3 天

芪归炖鸡汤

原料：公鸡 1 只，黄芪 50 克，当归 10 克，盐适量。

做法：① 公鸡处理干净、切块，用清水冲洗；黄芪去粗皮，与当归均洗净。② 砂锅中加水后放入鸡块，烧开，撇去浮沫。③ 加黄芪、当归，小火炖 2 小时左右；加入盐，再炖 2 分钟即可食用。

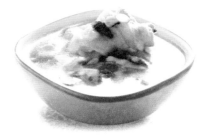

◀ 营养功效：

黄芪和当归同食，有利于产后子宫复原、恶露排出，但有高血压的新妈妈慎用。

山楂银耳粥

原料：山楂 50 克，银耳 20 克，大米 40 克，白糖适量。

做法：① 将银耳水发后撕成小块；山楂切成小片；大米洗净，用水提前浸泡 2 小时。② 锅内倒入适量清水，将所有材料同煮 15 分钟，加白糖调味即可。

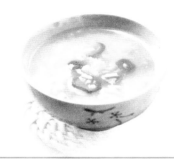

◀ 营养功效：

山楂对子宫有兴奋作用，可刺激子宫收缩，能促进排出子宫内的淤血，减轻腹痛。

产后第 4 天

葡萄干苹果粥

原料：大米 50 克，苹果 1 个，葡萄干 20 克，蜂蜜适量。

做法：① 大米洗净沥干。② 苹果洗净去皮，切丁，要立即放入清水锅中，以免氧化。③ 锅内再放入大米，与苹果一同煮沸后，改用小火煮 40 分钟。④ 加入蜂蜜、葡萄干搅匀即可。

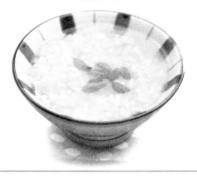

◀ 营养功效：

新妈妈常有健忘的情况发生，苹果含丰富的锌元素，多吃苹果可以增强记忆力。

肉末蒸蛋

原料：鸡蛋 2 个，猪肉 50 克，水淀粉、盐、葱花、酱油各适量。

做法：① 将鸡蛋打散，放入盐和适量清水搅匀，上锅蒸熟。② 选用三成肥七成瘦的猪肉剁成末。③ 油锅烧热，放入肉末，炒至松散出油；加入葱花、酱油及水，用水淀粉勾芡后，浇在蒸好的鸡蛋上即可。

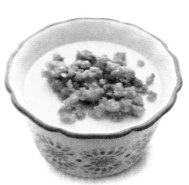

◀ 营养功效：

鸡蛋及猪肉均有良好的养血生津、补益脏腑的功效，非常适合脾胃虚弱的新妈妈食用。

产后第 5 天

红枣莲子糯米粥

原料：糯米 100 克，红枣 6 颗，莲子 10 克。

做法：① 将糯米洗净，并加清水浸泡约 1 小时；红枣洗净，莲子要用温水洗净。② 将泡过的糯米连同清水一起放入锅内，再放入红枣和莲子。③ 先以大火煮沸，再转小火煮成稍微黏稠的粥即可。

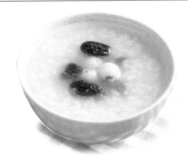

◄ 营养功效：

糯米有健脾益气、调和气血的功效，莲子特别适合新妈妈滋补元气。

鸡蛋红枣羹

原料：鸡蛋 2 个，红枣 5 颗。

做法：① 将红枣洗净，去核；鸡蛋打入汤碗内，加入清水调匀，放入红枣。② 锅置火上，将盛蛋液的汤碗放在屉上，隔水蒸 20 分钟即可。

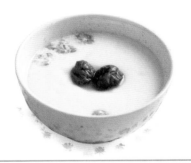

◄ 营养功效：

鸡蛋红枣羹醇香味浓，具有补气养血、收敛固摄的功效，适用于产后气虚、恶露不尽等症状。

产后第 6 天

黑芝麻杏仁粥

原料：黑芝麻 20 克，熟杏仁 15 克，大米 100 克，冰糖适量。

做法：① 将黑芝麻、熟杏仁、大米洗净。② 将熟杏仁去皮；黑芝麻与大米一起放入料理机中打成糊状。③ 锅内放少许水，烧沸，加冰糖化开后将黑芝麻米糊缓缓放入，边倒边搅拌，煮熟后放入熟杏仁即可。

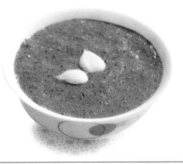

◄ 营养功效：

此粥具有润肠通便、益气健脾的功效，适用于产后津伤、肠失濡润而致的便秘等症状。

四物炖鸡汤

原料：乌鸡 1 只，当归、白芍、熟地各 10 克，川芎 6 克，盐、姜片、葱段各适量。

做法：① 将乌鸡洗净，入沸水中氽一下，冲洗干净；当归、川芎、白芍、熟地洗净，切薄片，装入袋中。② 在锅内放入乌鸡和药包，汤沸后，撇去浮沫。③ 加姜片、葱段，转小火炖至鸡肉和骨架变软，加盐调味，除去药包即可。

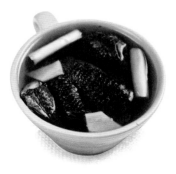

◄ 营养功效：

四物药材可以促进子宫收缩，具有减轻产后腹痛的作用。

产后第7天

什锦海鲜面

原料：面条 150 克，虾 2 只，鱿鱼 1 只，干香菇 2 朵，猪肉 15 克，葱花、盐各适量。

做法：① 虾洗净，去虾线，去头；鱿鱼、猪肉洗净，切片；干香菇泡发，洗净，去蒂，切片。② 油锅烧热，放入葱花、猪肉炒香，再放入香菇片和水煮开。③ 将鱿鱼片、虾放入锅中煮熟，加盐后盛入碗中；面条用开水煮熟，捞起放入碗里即可。

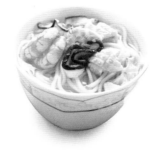

◀ 营养功效：

什锦海鲜面富含蛋白质、钙、磷、铁等，可以补充脑力，改善新妈妈产后记忆力下降。

山药羊肉羹

原料：瘦羊肉 200 克，山药 150 克，鲜牛奶、盐、姜片各适量。

做法：① 瘦羊肉洗净，切丁；山药去皮，洗净，切丁。② 将瘦羊肉丁、山药丁、姜片放入锅内，加入适量清水，小火炖煮至肉烂，出锅前加入鲜牛奶、盐，稍煮即可。

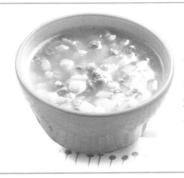

◀ 营养功效：

山药羊肉羹可以益气补虚，温中暖下，缓解产后疲倦气短、失眠等症。

黑木耳炒鸡蛋

原料：鸡蛋 2 个，水发黑木耳 50 克，葱花、香菜段、盐各适量。

做法：① 将水发黑木耳择洗干净，沥水；将鸡蛋打入碗中，搅匀。② 油锅烧热，倒入鸡蛋液，炒熟。③ 另起油锅，将黑木耳放入锅内炒几下，再放入鸡蛋，加入盐、葱花、香菜段调味即可。

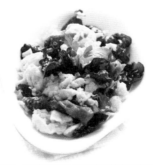

◀ 营养功效：

黑木耳有益气强智、止血止痛等功效，是产后贫血新妈妈重要的保健食品。

豆浆小米粥

原料：小米 200 克，黄豆 100 克，蜂蜜适量。

做法：① 将黄豆泡好加水磨成豆浆，用纱布过滤去渣，待用；小米洗净，用水泡过磨成糊状用纱布过滤去渣。② 在锅中放水，待沸后加入豆浆，再沸时撇去浮沫，然后边下小米糊边用勺向一个方向搅匀，开锅后撇沫。③ 加入蜂蜜，继续煮 5 分钟即可。

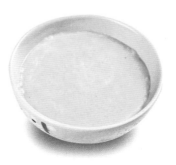

◀ 营养功效：

小米健脾和中、益肾气、补虚损，是脾胃虚弱、体虚胃寒、产后虚损的良好食疗方式。

产后第2周

　　产后第2周，新妈妈身体继续恢复，需要调理脏器，并逐渐促进乳汁分泌。饮食上应注意多补充优质蛋白质，需以鱼虾类、蛋类、豆制品为主，可比上一周多吃些排骨、瘦肉类食物。本周饮食应多注意口味方面的调节，以刺激食欲，晚餐的粥类可做些咸鲜口味的，如皮蛋瘦肉粥等。

产后第2周宜这样吃

新妈妈宜多吃补血、维生素含量高、高蛋白质的食物。

经过前一周的调养和适应，新妈妈的体力慢慢恢复，除了清补，还要注意保持饮食的多样化。

▷ 本周不宜吃什么

巧克力：它所含的可可碱会进入母乳，并通过哺乳进入宝宝体内，影响宝宝的神经系统和心脏发育。

新妈妈一日营养食谱搭配推荐	
餐点	餐单
早餐	1 碗红枣栗子粥 +1 个煮鸡蛋 + 小份清炒西葫芦
午餐	1 碗红豆饭 + 小份丝瓜炖豆腐 + 芋头排骨汤
晚餐	1 碗三鲜馅饺子 + 小份海米油菜
加餐	1 杯酸奶 +2 片吐司

滋补食材

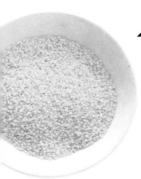

小米：小米粥味道香甜，有"代参汤"之美称。小米中富含维生素 B_1 和维生素 B_2，膳食纤维含量也很高。不仅能帮助新妈妈恢复体力，还能刺激肠蠕动，增加食欲。

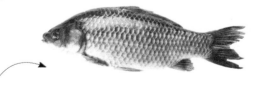

虾：虾营养丰富，且肉质松软，易消化，虾的通乳作用较强，并且富含磷、钙，对产后乳汁分泌较少、胃口较差的新妈妈很有补益功效。

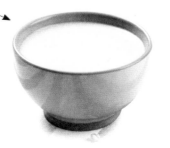

牛奶：牛奶营养丰富、容易消化吸收、食用方便，它所含的20多种氨基酸中有人体必需的8种氨基酸，而且其中的蛋白质易消化。

鲫鱼：鲫鱼含有丰富的蛋白质、脂肪、糖类、钙、磷、维生素等营养物质，有健脾利湿、和中开胃、活血通络、温中下气之功效。此外，鲫鱼汤还具有很好的补虚通乳效果，同时对于新妈妈肌肤的恢复也有非常好的助益作用。

产后第 8 天

牛奶馒头

原料：面粉 100 克，鲜牛奶 250 毫升，白糖、发酵粉各适量。

做法：① 面粉放入盆中，逐渐加入鲜牛奶、白糖、发酵粉并搅拌，直至面粉成絮状，揉成面团，放置温暖处发酵 1 小时。② 发好的面团在案板上揉 10 分钟，至光滑，再搓成圆柱状，切小块，放入蒸笼饧发 20 分钟。③ 凉水上锅蒸 15 分钟即可。

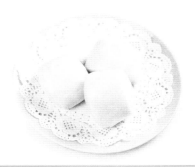

◀ 营养功效：
不喜欢喝牛奶的新妈妈可以尝试吃牛奶馒头，增加乳汁中钙的含量。

核桃紫米枸杞粥

原料：紫米 100 克，核桃仁 30 克，冰糖、枸杞子各适量。

做法：① 紫米洗净，浸泡 3 小时；核桃仁捣碎；枸杞子洗净，备用。② 锅中加水，放入紫米、核桃仁碎、枸杞子大火煮开，转小火继续炖煮。③ 待紫米煮开，放入冰糖，煮至化开，继续熬煮 5 分钟即可。

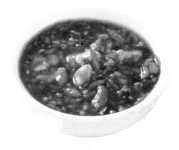

◀ 营养功效：
紫米富含钙、铁、蛋白质、B 族维生素等营养素，可以有效预防贫血、促进新妈妈身体恢复。

三丝黄花羹

原料：干黄花菜 50 克，鲜香菇 5 个，冬笋 25 克，胡萝卜 25 克，盐、白糖各适量。

做法：① 将干黄花菜入温水泡软，拣去老根洗净，沥水；鲜香菇、冬笋、胡萝卜洗净，切丝。② 锅内放油烧热，放入黄花菜、冬笋丝、香菇丝、胡萝卜丝煸炒 1 分钟。③ 加入清水、盐、白糖，用小火煮至黄花菜入味，熟透即可。

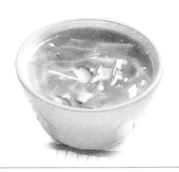

◀ 营养功效：
通乳的黄花菜，配以滋补强壮的香菇烹制，对产后的新妈妈非常有益。

核桃百合粥

原料：核桃仁、鲜百合各 20 克，大米 50 克。

做法：① 鲜百合洗净，掰成片；大米洗净。② 将大米、核桃仁、鲜百合一起放入锅中，加适量清水，用大火煮沸。③ 改用小火继续煮至大米熟透即可。

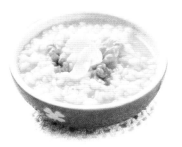

◀ 营养功效：
核桃仁有补血养气、润燥通便等功效，百合能够清心安神，帮助新妈妈缓解疲劳。

产后第 9 天

虾皮粥

原料：虾皮 15 克，大米 50 克，盐适量。

做法：① 大米洗净；虾皮用水浸泡洗净。② 将大米入锅，熬至大米开花时，加入适量虾皮和盐，煮 5~10 分钟即可。

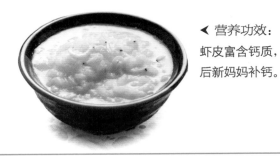

◀ 营养功效：

虾皮富含钙质，有利于产后新妈妈补钙。

明虾炖豆腐

原料：虾 100 克，豆腐 100 克，姜片、盐各适量。

做法：① 将虾线挑出，去壳和虾头，洗净；豆腐切块。② 锅内放水烧沸，将虾和豆腐块放入烫一下，盛出。③ 锅置火上，放入虾、豆腐块和姜片，煮沸后撇去浮沫，转小火炖至虾肉熟透。④ 拣去姜片，放入盐调味即可。

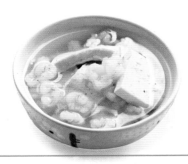

◀ 营养功效：

虾的通乳作用较强，对产后乳汁分泌不畅的新妈妈尤为适宜。

阿胶粥

原料：阿胶 15 克，大米 50 克，红糖适量。

做法：① 将阿胶捣碎。② 取大米淘净，放入锅中，加清水适量，煮为稀粥。③ 待米熟时，调入捣碎的阿胶，加入红糖即可。

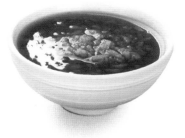

◀ 营养功效：

阿胶味甘、性平，有补血止血、滋阴润肺之功效，是月子期的补血佳品。

莲子猪肚汤

原料：猪肚 150 克，莲子 30 克、红枣 3 颗，姜片、盐各适量。

做法：① 莲子洗净去心，用清水浸泡 30 分钟；猪肚用盐反复揉擦，用水冲洗干净。② 把猪肚放在沸水中煮 1 分钟，将里面的白膜去掉切长条。③ 将烫过的猪肚同莲子、红枣、姜片放入锅内，加清水煮沸，撇去锅中的浮沫。④ 锅中放盐，转小火继续炖 2 个小时即可。

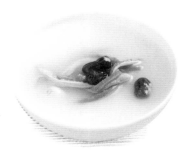

◀ 营养功效：

猪肚为补脾胃之要品，莲子有健脾益气功效。此汤健脾益胃，补虚益气，易于消化。

产后第 10 天

南瓜青菜粥

原料：大米 100 克，南瓜 50 克，青菜 2 棵。

做法：① 南瓜去皮去籽，洗净，切丁；青菜择洗干净，切碎；大米淘洗干净。② 锅中放入大米、南瓜丁、青菜丝，加适量水煮熟即可。

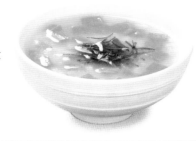

◀ 营养功效：

南瓜富含维生素 A，能帮助新妈妈缓解产后不适症状。

豆腐酒酿汤

原料：豆腐 100 克，红糖、酒酿各适量。

做法：① 将豆腐切成小块。② 锅中加入适量清水煮沸，把豆腐块、红糖、酒酿放入锅内，煮 15~20 分钟即可。

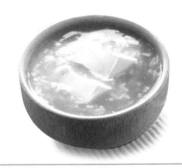

◀ 营养功效：

此汤具有养血活血、清热解毒的作用，既能增加乳汁的分泌，又能促进子宫恢复。

产后第 11 天

黑芝麻米糊

原料：大米 20 克，莲子 10 克，黑芝麻 15 克。

做法：① 将大米洗净、晒干，与莲子、黑芝麻混合后，用粉碎机打成粉。② 把制作好的米粉放入锅中加适量清水，煮熟即可。

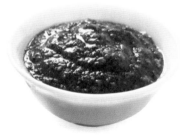

◀ 营养功效：

黑芝麻含有多种人体必需的氨基酸，做成米糊营养丰富，又容易消化，便于吸收。

芋头排骨汤

原料：排骨 250 克，芋头 150 克，葱花、姜片、盐各适量。

做法：① 芋头去皮洗净，切块；排骨洗净，切段，放入热水中烫去血沫后捞出。② 先将排骨、姜片、葱花放入锅中，加清水，用大火煮沸，转中火焖煮 15 分钟。③ 拣出姜片，加入芋头和盐，小火慢煮 45 分钟即可。

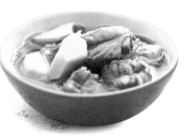

◀ 营养功效：

芋头中有多种矿物质，能增强人体的抵抗力。

产后第 12 天

西红柿面疙瘩

原料：西红柿 1 个，面粉 50 克，鸡蛋 2 个，盐适量。

做法：① 面粉中边加水边用筷子搅拌成颗粒状，静置 10 分钟；鸡蛋打散；西红柿洗净，切小块。② 油锅烧热，倒入鸡蛋液炒散，加入适量水，将鸡蛋煮开，至汤发白时倒入西红柿块。③ 再将拌好的颗粒状面絮慢慢倒入西红柿鸡蛋汤中煮 3 分钟后，放盐即可。

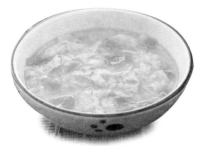

◀ 营养功效：
西红柿面疙瘩清淡可口，营养滋补，可解油腻、养肠胃。

通草鲫鱼汤

原料：鲫鱼 1 条，黄豆芽 30 克，通草 3 克，盐适量。

做法：① 将鲫鱼处理干净；黄豆芽、通草择洗干净。② 锅置火上，加入适量清水，放入鲫鱼，用小火炖煮 15 分钟。③ 再放入黄豆芽、通草、盐，炖煮 10 分钟，去掉黄豆芽、通草，食鱼饮汤即可。

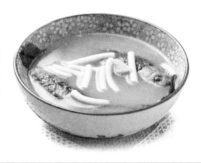

◀ 营养功效：
通草有通乳汁的作用，此道汤品是缺乳的新妈妈必备的一道药膳。

产后第 13 天

鸭肉粥

原料：大米 30 克，鸭肉 30 克，葱段、姜丝、盐、料酒各适量。

做法：① 鸭肉洗净后，锅中放入清水和葱段、料酒，用中火将鸭肉煮 30 分钟，取出鸭肉，切丝。② 大米洗净，加入煮鸭的高汤，用小火煮 30 分钟。③ 再加入鸭肉丝、姜丝同煮 20 分钟，出锅时放盐调味即可。

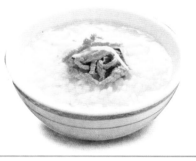

◀ 营养功效：
鸭肉粥味道鲜美，十分滋补。

猪肝烩饭

原料：米饭 1 碗，猪肝、瘦肉各 30 克，胡萝卜、洋葱各 20 克，水淀粉、盐、白糖各适量。

做法：① 将瘦肉、猪肝洗净，切成片，调入少许白糖、盐和水淀粉腌 10 分钟；洋葱、胡萝卜洗净，切片后用开水焯熟。② 油锅烧热，放入猪肝片、瘦肉片略炒，依次放入洋葱片、胡萝卜片和盐，放水加热，加水淀粉勾芡，淋在米饭上即可。

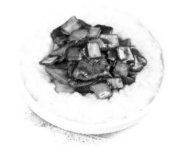

◀ 营养功效：
猪肝含铁丰富，是最常见的补血食物。

产后第 14 天

红枣栗子粥

原料：红枣 6 颗，栗子 8 颗，大米 100 克。

做法：① 栗子煮熟去皮；红枣洗净；大米洗净，清水浸泡 30 分钟。② 将栗子、红枣和大米放入锅中，加清水煮沸后转小火，待大米熟透即可。

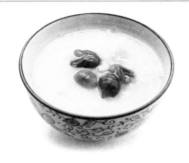

◀ 营养功效：

红枣能补血，栗子健脾补肾，与大米搭配煮粥，可健脑强身。

青笋蒸蛋

原料：鸡蛋 1 个，春笋尖 20 克，葱花、盐、香油各适量。

做法：① 将鸡蛋充分打匀，春笋尖洗净切成细末。② 将笋末和葱花加到蛋液中，再加温开水到八分满。③ 根据个人口味加适量盐和香油。④ 调匀后蒸熟即可。

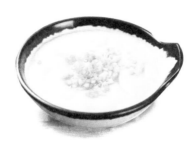

◀ 营养功效：

鸡蛋含有优质蛋白质，春笋含有矿物质和膳食纤维，适宜新妈妈食用。

西红柿豆腐汤

原料：西红柿 2 个，豆腐 1 块，盐适量。

做法：① 将西红柿、豆腐洗净切块。② 将西红柿块与豆腐块放入滚水中，煮至 3 分钟后，加适量盐即可。

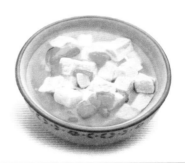

◀ 营养功效：

西红柿是维生素 C 的良好来源，豆腐能补钙，可满足新妈妈的营养需求。

核桃仁莲藕汤

原料：核桃仁 15 克，莲藕 50 克，红糖适量。

做法：① 莲藕洗净切片；核桃仁打碎。② 将核桃仁碎、莲藕片放锅中，加适量清水，用小火慢煮至莲藕绵软。③ 出锅时加适量红糖调味即可。

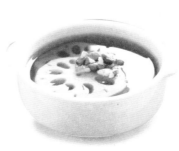

◀ 营养功效：

莲藕中含有丰富的维生素 K，具有收缩血管和止血的作用。

产后第 3 周

产后第 3 周，是新妈妈开始滋补的时候了！适当的滋补，不但可以补充分娩时造成的身体消耗，还有助于缓解孕妈妈气喘、怕冷、掉发、便秘、易疲劳等症状。

产后第 3 周宜这样吃

新妈妈宜以催乳为主。

宝宝的奶量需求增大了，总是把新妈妈的乳房吃得瘪瘪的，催乳成为新妈妈当前进补最主要的目的。

▷ 本周不宜吃什么

西瓜：西瓜味甘，性凉，虽然味道甘甜，是消暑降温的佳品，但因其性凉，故新妈妈不宜多食。

新妈妈一日营养食谱搭配推荐	
餐点	餐单
早餐	1 碗虾皮粥 +1 个煮鸡蛋 + 小份素炒油菜
午餐	1 碗牛肉时蔬面 + 清炖鸽子汤
晚餐	1 碗百合荸荠粥 + 碗豆炒虾仁
加餐	1 份鸡蛋羹

催乳食材

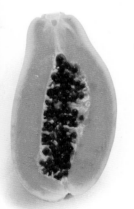

木瓜：木瓜口感好，糖分低，其中的木瓜酶可促进乳腺发育，对新妈妈有催乳下奶的作用。

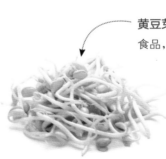

黄豆芽：黄豆芽是很经济实用的下奶食品，哺乳新妈妈可常食。

莴笋：莴笋有清热、利尿、活血、通乳的作用，尤其适合产后少尿及无乳的新妈妈食用。

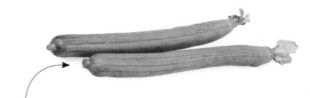

丝瓜：丝瓜本身没有催乳作用，它的经络即丝瓜络可通乳，使乳汁分泌通畅。

产后第 15 天

苋菜糙米粥

原料：苋菜 20 克，糙米 40 克，盐适量。

做法：① 苋菜洗净，切碎；糙米洗净。② 锅内放入适量清水和糙米，煮成粥。③ 加入苋菜和适量盐，用大火煮开即可。

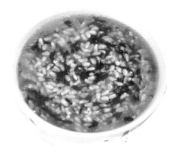

◀ 营养功效：

夏季心烦气闷时，清香可口的苋菜糙米粥尤其适合坐月子的新妈妈食用。

猪骨萝卜汤

原料：猪棒骨 200 克，青萝卜 50 克，胡萝卜 30 克，陈皮 5 克，蜜枣 5 颗，盐适量。

做法：① 猪棒骨洗净，用热水汆烫；青萝卜、胡萝卜去皮洗净，切滚刀块；陈皮浸开，刮洗净。② 煲内放适量清水，待水煮沸时，放入猪棒骨、青萝卜块、胡萝卜块、陈皮、蜜枣同煲 3 小时，最后用盐调味即可。

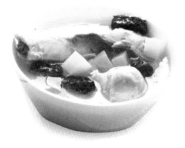

◀ 营养功效：

萝卜具有温胃消食、滋阴润燥的功效，吃萝卜喝汤，对下奶有益。

香蕉百合银耳汤

原料：干银耳 20 克，鲜百合 50 克，香蕉 2 根，冰糖 10 克。

做法：① 干银耳浸泡 2 小时，去老根和杂质，撕成小朵；鲜百合剥开，洗净；香蕉去皮，切片。② 银耳放入瓷碗，加水，隔水加热 30 分钟。③ 将银耳、百合和香蕉片一同放入锅中，加清水，中火煮 10 分钟，出锅前加入冰糖调味即可。

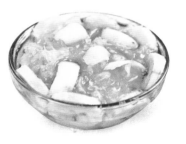

◀ 营养功效：

香蕉对失眠或情绪紧张有一定的疗效，可以起到镇静的作用。

丝瓜蛋汤

原料：鸡蛋 1 个，丝瓜 50 克，盐、香菜叶各适量。

做法：① 鸡蛋打散在容器中，加入油搅拌；丝瓜洗净，去皮，切成滚刀块。② 锅中放水，倒入丝瓜块，水开后，倒入鸡蛋液，起锅时，放入盐、香菜叶调味即可。

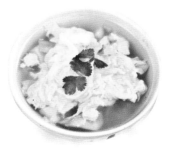

◀ 营养功效：

丝瓜蛋汤色泽鲜艳，味道鲜美，有很好的进补和催乳功效。

产后第 16 天

红枣枸杞子粥

原料：红枣 5 颗，枸杞子 15 克，大米 90 克。

做法：① 将红枣、枸杞子洗净，用温水泡 20 分钟。② 将泡好的红枣、枸杞子与大米同煮，待米烂汤稠即可。

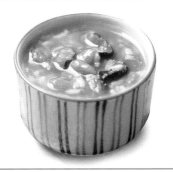

◄ 营养功效：

红枣是补血佳品，枸杞子也有补血养颜的功效，可以帮助产后新妈妈预防贫血。

芦笋炒肉丝

原料：猪瘦肉丝 60 克，芦笋段 40 克，胡萝卜半根，盐、白糖适量。

做法：① 猪肉丝洗净；芦笋洗净，切段；胡萝卜洗净，切丝。② 锅中放开水，放入芦笋段和胡萝卜丝焯水。③ 油锅烧热，倒入肉丝煸炒至变色，倒入芦笋段和胡萝卜丝翻炒，加入盐和白糖调味即可。

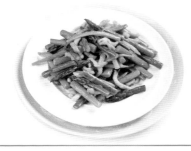

◄ 营养功效：

芦笋具有清热利尿、提高免疫力、降脂减肥的功效。

什锦水果羹

原料：苹果、草莓、白兰瓜、猕猴桃各 50 克。

做法：① 将苹果、白兰瓜洗净去皮去籽去核后，切丁；草莓去蒂洗净，切丁；猕猴桃剥去外皮，切丁。② 将苹果丁、白兰瓜丁、猕猴桃丁和草莓丁一同放入锅中，加清水大火煮沸后，转小火煮 10 分钟即可。

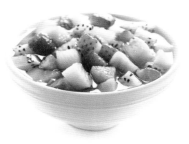

◄ 营养功效：

水果可预防产后新妈妈便秘，由于水果性凉，可用炖煮的方式加热。

鱼丸苋菜汤

原料：鱼肉馅 80 克，苋菜 20 克，高汤、枸杞子、盐、香油适量。

做法：① 将苋菜择好，洗净。② 锅中煮开高汤，把鱼肉馅在沾水的手掌中搓成丸子，加入高汤中煮 3 分钟。③ 加入苋菜和枸杞子稍煮，加入盐和香油即可。

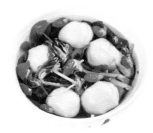

◄ 营养功效：

苋菜属于红色蔬菜，有补血功效，和鱼肉做成汤，汤汁鲜美，且脂肪含量少。

产后第 17 天

木瓜牛奶蒸蛋

原料：木瓜半个，鸡蛋 2 个，鲜牛奶 200 毫升，红糖适量。

做法：① 木瓜去皮，去籽，切块，平铺碗底；鸡蛋、红糖搅匀。
② 鲜牛奶加温，加入蛋液内，鲜牛奶和蛋液的比例大概是 1∶4。
③ 把鲜牛奶、蛋液倒入装木瓜的碗里，隔水蒸 10 分钟即可。

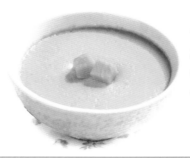

◀ 营养功效：

木瓜口感好，糖分低，其中的木瓜酶有催乳下奶的作用。

核桃黑芝麻花生粥

原料：核桃仁 30 克，黑芝麻、花生仁各 20 克，大米 100 克，冰糖适量。

做法：① 大米洗净，泡 1 小时；核桃仁、黑芝麻和花生仁混合用搅拌机打碎。② 将大米、核桃仁、黑芝麻和花生仁放入砂锅中，加适量水，煲 1 小时加入冰糖继续煲 20 分钟即可。

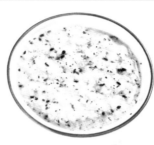

◀ 营养功效：

此粥补肝肾、生阴血，且黑芝麻和花生能催乳，搭配核桃，既下奶又滋补。

产后第 18 天

清炖鸽子汤

原料：鸽子 1 只，水发香菇、干木耳各 20 克，山药 50 克，红枣 4 颗，枸杞子、姜片、盐各适量。

做法：① 水发香菇洗净，干木耳泡发洗净，撕片；山药削皮，切块。② 将鸽子放入开水，去血沫。③ 砂锅放水烧开，放姜片、红枣、香菇、鸽子，炖 1 小时。④ 放入枸杞子、木耳炖 20 分钟。⑤ 再放入山药，炖至山药酥烂，加盐调味即可。

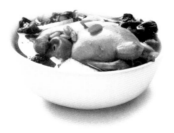

◀ 营养功效：

鸽肉富含脂肪、蛋白质、维生素 A、钙等营养素，非常适合新妈妈食用。

板栗烧牛肉

原料：牛肉 500 克，板栗肉 6 颗，姜片、葱花、盐适量。

做法：① 牛肉洗净，入开水锅中余一下，切成长块。② 油锅烧热，放入板栗肉炸 2 分钟，再将牛肉块炸一下，捞起沥油；锅中留底油，放入姜片，炒出香味时，放入牛肉、盐和适量清水。③ 锅煮沸时，撇去浮沫，改用小火炖，待牛肉将熟时放入板栗，烧至肉熟烂板栗酥时收汁，撒上葱花即可。

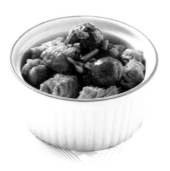

◀ 营养功效：

牛肉温补且不上火，有强筋壮骨、滋补脾胃的功效，适合新妈妈补气、补血。

产后第 19 天

玉米西红柿羹

原料：玉米粒 100 克，西红柿 80 克，盐适量。

做法：① 西红柿洗净后用热水焯一下去外皮，切丁；玉米粒洗净，沥干水分。② 锅中加清水煮开，下入玉米粒、西红柿丁，以盐调味，煮 5 分钟即可。

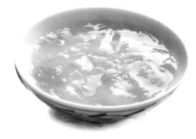

◀ 营养功效：

玉米清热利肝，延缓衰老；西红柿清热解毒，美容养颜。

猪排黄豆芽汤

原料：排骨 250 克，黄豆芽 100 克，葱段、姜片、盐各适量。

做法：① 排骨洗净，斩成小段，余水去血污；黄豆芽择洗干净。② 砂锅中放入适量水，将余烫好的排骨段、葱段、姜片放入砂锅内，小火慢炖 1 小时。③ 将黄豆芽放入，大火煮沸后转小火继续炖 15 分钟，加盐调味即可。

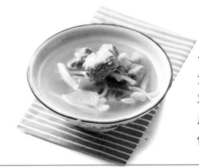

◀ 营养功效：

黄豆芽有补血养气的作用，对产后便秘也有一定的作用，可以帮助新妈妈的身体尽快恢复。

产后第 20 天

豌豆炒虾仁

原料：虾仁 100 克，豌豆 50 克，盐、水淀粉、香油适量。

做法：① 豌豆洗净，用烧开的淡盐水焯一下。② 油锅烧热，将虾仁放入，滑散后倒入漏勺中控油。③ 留底油，放入豌豆翻炒，再加入盐和少量清水，放入虾仁，用水淀粉勾薄芡，将炒锅颠翻几下，淋上香油即可。

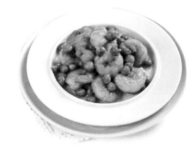

◀ 营养功效：

豌豆中富含膳食纤维，有通便功效；虾仁富含蛋白质，有催乳的效果。

香油芹菜

原料：芹菜 100 克，当归 2 片，枸杞子、盐、香油各适量。

做法：① 当归加水熬煮 5 分钟，滤渣取汁。② 芹菜择洗干净，切段，在沸水中焯过；枸杞子用冷开水浸洗 10 分钟。③ 芹菜用盐和当归水稍腌片刻，再放入少量香油，腌制入味盛盘，撒上枸杞子即可。

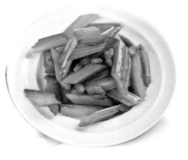

◀ 营养功效：

当归有抗氧化功效，可帮助新妈妈修复产后受损的细胞；芹菜能缓解产后便秘。

产后第 21 天

鳝丝打卤面

原料：面条、黄鳝丝各 100 克，葱花、酱油、白糖、盐、香油各适量。

做法：① 黄鳝丝在开水中氽一下，沥干捞出。② 炒锅内倒油后放入黄鳝丝，炸至黄鳝丝发硬时盛出。③ 锅中留少量油，放入酱油、白糖、葱花、盐制成卤汁，倒入黄鳝丝，使卤汁粘在黄鳝丝上，出锅浇在煮好的面条上，淋上香油即可。

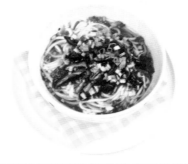

◀ 营养功效：

黄鳝具有补脾益气和催乳的功效，适合气虚的产后新妈妈滋补之用。

炒豆皮

原料：豆皮 1 张，水发香菇、胡萝卜各 20 克，香油、盐适量。

做法：① 水发香菇洗净，切片；胡萝卜洗净，切丝；豆皮洗净，斜刀切片。② 香油烧热，加入豆皮、胡萝卜丝和香菇片翻炒，出锅前加盐即可。

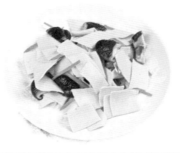

◀ 营养功效：

豆皮是高蛋白、低脂肪、不含胆固醇的营养食品。

鲜虾粥

原料：虾仁 2 只，大米 100 克，芹菜、香菜叶、香油、盐适量。

做法：① 大米洗净，放入锅中加适量水煮粥；芹菜择洗干净，切碎。② 粥煮熟时，把芹菜碎、虾仁放入锅中，放盐搅拌，煮5 分钟左右，将香菜叶放入锅中，淋上香油煮沸即可。

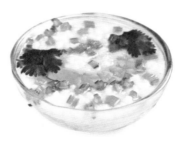

◀ 营养功效：

虾能提高人体免疫力，还可帮助哺乳新妈妈分泌乳汁。

红豆酒酿蛋

原料：红豆 50 克，糯米酒酿 200 毫升，鸡蛋 1 个，红糖适量。

做法：① 红豆洗净，清水浸泡 1 小时后，放入锅中，用小火将红豆煮烂。② 糯米酒酿倒入煮烂的红豆汤中，烧开；打入鸡蛋，待鸡蛋凝固熟透后，加入适量红糖即可。

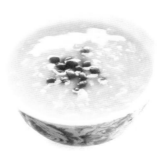

◀ 营养功效：

糯米经过酿制，营养成分更易于被人体吸收，是给产后新妈妈提供葡萄糖来源的较佳食品。

产后第 4 周

　　产后第 4 周，是产后恢复健康的关键时期。身体各个器官逐渐恢复到产前的状态，需要摄取更多的营养物质。新妈妈可以多进食补充营养、恢复体力的菜肴，并适当增加蔬菜、水果的摄入量。

产后第 4 周宜这样吃

宜注意肠胃保健。

第 4 周与前 3 周相比，更要注意肠胃的保健，不要让肠胃受到过多的刺激，避免出现腹痛或腹泻。注意三餐合理的营养搭配，让肠胃舒舒服服是关键。

▷ 本周不宜吃什么

鱿鱼：鱿鱼性寒凉，而且比较难消化，脾胃虚寒的新妈妈应少吃，否则会引起肠胃不适。

新妈妈一日营养食谱搭配推荐	
餐点	餐单
早餐	1 小碗牛奶燕麦粥 +1 个鸡蛋 +1 根香蕉
午餐	1 碗红枣饭 + 小份冬笋炒肉 + 菠菜鱼片汤
晚餐	1 份三鲜汤面 + 小份豆腐丝拌芹菜 + 小份炒藕片
加餐	5 颗杏仁 +1 杯牛奶

补气血食材

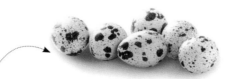

鹌鹑蛋：鹌鹑蛋是一种很好的滋补品，可补益气血、通经活血、强身健脑等，与西蓝花、香菇等蔬菜搭配，营养更丰富。

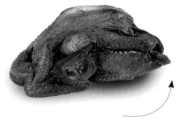

乌鸡：乌鸡滋补肝肾、益气补血，还可以提高乳汁质量，是新妈妈补气血的不错选择。

猪肝：猪肝含铁质丰富，是补血食品中最常用的食物，尤其是产后贫血的新妈妈每周可吃两三次，猪肝还可明目，能有效缓解新妈妈眼睛不适。

花生：花生中富含脂肪和蛋白质，有滋补气血、养血通乳的作用，对产后虚弱、乳汁不足的新妈妈有食补作用。

产后第 22 天

西红柿鹌鹑蛋汤

原料：西蓝花 100 克，鹌鹑蛋 5 个，干香菇 5 朵，西红柿 1 个，盐适量。

做法：① 西蓝花切小朵，洗净，焯水；鹌鹑蛋煮熟，去壳；干香菇泡发去蒂，洗净，切十字刀；西红柿洗净，切块。② 将香菇、西红柿块放入锅中，加适量清水，煮沸，转小火再煮 10 分钟。③ 放入鹌鹑蛋、西蓝花再次煮沸，加盐调味即可。

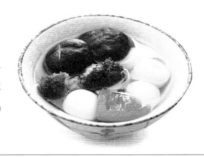

◄ 营养功效：
西红柿鹌鹑蛋汤是很好的滋补汤，可补五脏、通经活血、强身健脑。

银鱼苋菜汤

原料：银鱼 100 克，苋菜 200 克，盐、姜末适量。

做法：① 银鱼洗净，沥干水分；苋菜洗净，切成段。② 锅中倒入少许油烧热，放入姜末、银鱼快速翻炒一下，再加入苋菜段，炒至微软。③ 锅内加入清水，大火煮 5 分钟，出锅前放入盐调味即可。

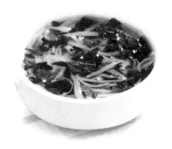

◄ 营养功效：
银鱼富含蛋白质、钙、磷，可滋阴补虚。

三丁豆腐羹

原料：豆腐 100 克，鸡胸肉、西红柿、豌豆各 50 克，盐、香油适量。

做法：① 豆腐切块，在沸水中煮 1 分钟；鸡肉洗净，切成小丁；西红柿洗净去皮，切成小丁；豌豆洗净。② 豆腐块、鸡肉丁、西红柿丁和豌豆都放入锅中，大火煮沸后，转小火煮 20 分钟，出锅前加入盐、淋上香油即可。

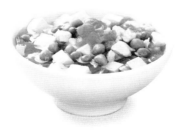

◄ 营养功效：
豆腐除有增加营养、帮助消化、增进食欲的功能外，对新妈妈身体恢复也颇有益处。

珍珠三鲜汤

原料：鸡胸肉 100 克，胡萝卜 50 克，豌豆 25 克，西红柿 50 克，鸡蛋 1 个，盐、水淀粉各适量。

做法：① 豌豆洗净，胡萝卜、西红柿洗净，切丁；鸡胸肉剁成泥加蛋清、水淀粉一起搅拌。② 将豌豆、胡萝卜丁、西红柿丁放入锅中，加清水，煮沸后小火慢炖至豌豆绵软。③ 将鸡肉泥捏成丸子，下锅，大火煮沸，出锅前放盐调味即可。

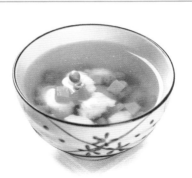

◄ 营养功效：
鸡肉容易消化，有助于产后新妈妈催乳。

产后第23天

鲜奶南瓜羹

原料：南瓜 1 个，鲜牛奶 250 毫升，淡奶油 20 克，白糖适量。

做法：① 南瓜洗净，去皮、去籽，切片。② 将南瓜片上锅蒸 10~15 分钟至变软，取出压成泥。③ 将南瓜泥倒入锅中，小火加热，加入鲜牛奶和淡奶油，不断用勺搅动避免粘锅，加热到烫，加白糖调味即可。

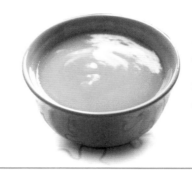

◀ 营养功效：

南瓜富含维生素 A、微量元素和果胶，有助于缓解便秘；牛奶可补充钙和蛋白质。

当归鲫鱼汤

原料：当归 10 克，鲫鱼 1 尾，盐、葱花各适量。

做法：① 将鲫鱼洗干净。② 洗好后，在鱼身上涂抹少量盐，腌制 10 分钟。③ 用清水把当归洗净，整个放进热水中浸泡 30 分钟，然后取出切片，当归切得越薄越好，浸泡的水不要倒掉，用泡过当归的水煲汤。④ 将鲫鱼与当归一同放入锅内，加入泡过当归的水，炖煮至熟，出锅前加入葱花即可。

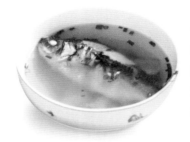

◀ 营养功效：

鲫鱼汤味美，营养丰富，可提升新妈妈的食欲，而且鲫鱼补血、排恶露、通血脉的功效非常好。

红豆黑米粥

原料：红豆 50 克，黑米 50 克，大米 20 克。

做法：① 红豆、黑米、大米分别洗净，用清水泡 2 小时。② 将浸泡好的红豆、黑米、大米放入锅中，加入足量水，用大火煮开。③ 转小火再煮至红豆开花，黑米、大米熟透即可。

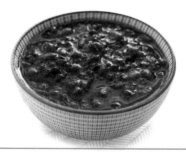

◀ 营养功效：

黑米滋阴养肾，补胃暖肝，具有缓解产后新妈妈头晕目眩、贫血、腰酸等功效。

糙米橘皮柿饼汤

原料：糙米 50 克，橘子皮 10 克，柿饼 1 个。

做法：① 将锅烧热，加入糙米迅速翻炒片刻后，改成小火继续炒熟，要避免将糙米炒黑；将橘子皮洗净切丝；柿饼切块。② 将炒熟的糙米与橘子皮、柿饼一同放入砂锅，加清水，用大火煮沸后即可。

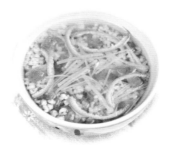

◀ 营养功效：

此汤不仅驱寒防感冒，还有清肺止咳、增强免疫力的功效，适合感冒咳嗽的新妈妈饮用。

产后第 24 天

豌豆粥

原料：豌豆 30 克，大米 50 克，白糖、糖桂花各适量。

做法：① 豌豆、大米淘洗干净，放入锅内加入适量水，用大火煮沸。② 撇去浮沫后用小火熬煮至豌豆酥烂。③ 用凉开水将糖桂花调成汁。食用时，先在碗内放上白糖，盛入豌豆粥，再加上桂花汁搅拌均匀即可。

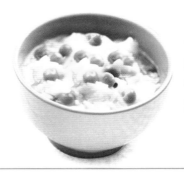

◀ 营养功效：

豌豆富含铜，且补中益气，有利于产后新妈妈身体快速恢复。

菠菜鱼片汤

原料：鲤鱼 1 条，菠菜 100 克，盐适量。

做法：① 将鲤鱼处理干净，清洗后切薄片，用盐腌 20 分钟；菠菜洗净切段。② 油锅烧热，下鱼片略煎；加入适量清水，用大火煮沸后改用小火煮 20 分钟，投入菠菜段，加盐调味即可。

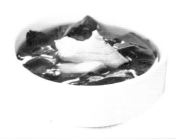

◀ 营养功效：

菠菜鱼片汤有增乳、通乳、调养身体的功效。

产后第 25 天

红枣花生乳鸽汤

原料：红枣、花生仁、桂圆肉各 30 克，乳鸽 1 只，葱段、姜片、枸杞子、盐各适量。

做法：① 红枣、花生仁、桂圆肉洗净，浸泡 1 小时；乳鸽除去内脏，洗净，在沸水中余烫一下，洗去血沫。② 在砂锅中放入适量清水，烧沸后放入乳鸽、红枣、花生仁、桂圆肉、葱段、姜片，大火煮沸。③ 转小火继续煲煮，待食材熟透后加盐调味即可。

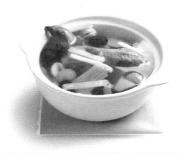

◀ 营养功效：

红枣花生乳鸽不仅可以帮助哺乳妈妈分泌乳汁，还能促进新妈妈的伤口愈合。

栗子黄鳝煲

原料：黄鳝 200 克，板栗 50 克，盐、料酒、姜片各适量。

做法：① 黄鳝去肠及内脏，洗净后用热水烫去黏液切段，放盐、料酒拌匀；板栗洗净去壳。② 将黄鳝段、板栗肉、姜片一同放入锅内，加入清水煮沸后，转小火再煲 1 小时；出锅时加入盐调味即可。

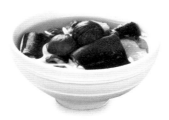

◀ 营养功效：

黄鳝对产后新妈妈筋骨酸痛、浑身无力、精神疲倦等不适症状具有良好疗效。

产后第 26 天

三鲜汤面

原料：面条 50 克，海参、鸡肉各 10 克，虾肉 20 克，水发香菇 2 朵，盐、料酒各适量。

做法：① 将虾肉、鸡肉、海参、水发香菇洗净，分别切成薄片。② 锅中加水，烧沸后放入面条，煮熟后盛入碗中。③ 锅中放入油烧至七成热，放入虾肉片、鸡肉片、海参片、香菇片翻炒，放入料酒、水，烧开后加盐调味，浇在面条上即可。

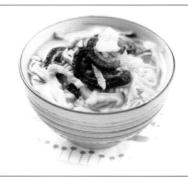

◀ 营养功效：

海参可以增强体力，补充热量。

西红柿烧豆腐

原料：西红柿 100 克，豆腐 50 克，盐、白糖各适量。

做法：① 将西红柿用开水烫一下，剥去皮，切丁；豆腐切成小块。② 炒锅放入油，烧热后放入西红柿炒 2 分钟至出汁；再放入豆腐，加入盐和白糖，略炒即可。

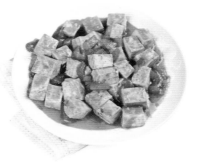

◀ 营养功效：

西红柿烧豆腐汤汁鲜美，清淡可口，实属开胃美食。

产后第 27 天

腐竹玉米猪肝粥

原料：腐竹、大米、玉米粒各 50 克，猪肝 30 克，葱花、盐各适量。

做法：① 腐竹用温水浸泡，洗净，切段；大米、玉米粒均洗净，浸泡 30 分钟；猪肝洗净，余烫，切片，用少许盐腌制调味。② 将腐竹、大米、玉米粒放入锅中，加适量清水，大火煮沸，转小火慢炖 30 分钟。③ 放入猪肝，转大火再煮 10 分钟，出锅前撒上葱花，放盐调味即可。

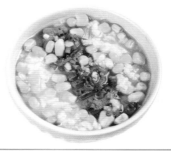

◀ 营养功效：

猪肝中含有的铁，是人体制造血红蛋白的基本原料，新妈妈此时要增加补血的食物。

肉片炒蘑菇

原料：猪肉、蘑菇各 100 克，青椒 1 个，葱段、姜片、盐、高汤各适量。

做法：① 将猪肉、蘑菇、青椒分别洗净，切薄片。② 锅内加入油，油热后放葱段和姜片炝锅，放入猪肉片用小火煸炒。③ 放入蘑菇片、青椒片，改大火翻炒。④ 加入盐和高汤调味，翻炒一下即可。

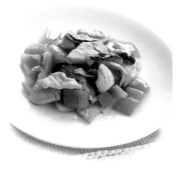

◀ 营养功效：

蘑菇可以抗疲劳，帮助新妈妈保持良好心情。

产后第28天

红枣银耳羹

原料：干银耳 15 克，红枣 5 颗，枸杞子、冰糖适量。

做法：① 干银耳用冷水泡开，洗净，去蒂。② 红枣洗净去核。③ 银耳、红枣下锅，加水 400 毫升，小火煮至黏稠，放入冰糖、枸杞子焖煮 5 分钟即可。

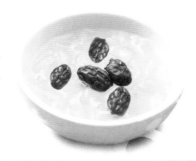

◀ 营养功效：

红枣银耳羹营养丰富、滋阴补血，是一道非常适合新妈妈的甜点。

黑木耳红枣瘦肉汤

原料：猪瘦肉 300 克，黑木耳 30 克，红枣 10 颗，盐、淀粉、料酒、姜片各适量。

做法：① 将黑木耳用清水泡开，择洗干净；红枣洗净去核；猪瘦肉洗净，切丝，加入淀粉、料酒腌 10 分钟。② 将黑木耳、红枣、姜片放入煲内，加清水，小火煲 20 分钟，再放入瘦肉煲熟。③ 加入盐调味即成。

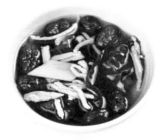

◀ 营养功效：

黑木耳红枣瘦肉汤能润肠通便，滋阴养血，而且具有排毒养颜功效。

三丝牛肉

原料：牛肉 100 克，水发黑木耳 10 克，胡萝卜 50 克，菠菜、香油、酱油、白糖、盐、葱花各适量。

做法：① 将牛肉、黑木耳、胡萝卜分别洗净，切丝；菠菜洗净，切碎。② 用香油、酱油、白糖将牛肉丝腌 30 分钟，放入锅中炒至八成熟后取出。③ 将黑木耳丝、胡萝卜丝放入锅中翻炒，再放入菠菜碎，最后加牛肉丝烩炒，放盐调味，撒上葱花即可。

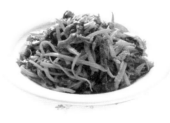

◀ 营养功效：

三丝牛肉能为新妈妈提供丰富的营养，并通过母乳给宝宝带去全面的营养。

蔬菜豆皮卷

原料：豆皮 1 张，绿豆芽 30 克，胡萝卜 20 克，紫甘蓝 40 克，豆干 50 克，盐、香油各适量。

做法：① 将紫甘蓝、胡萝卜洗净，切丝；绿豆芽洗净；豆干洗净，切丝；豆皮切条。② 所有准备好的食材用开水焯熟，加少许盐和香油拌匀。③ 拌好的原料均匀放在豆皮上，卷起，用小火煎至表皮金黄；待放凉后切成小卷，摆入盘中即可食用。

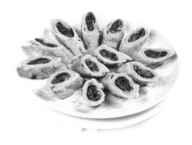

◀ 营养功效：

蔬菜豆皮卷有助于开胃去火，其鲜嫩的颜色也能提高新妈妈的食欲。

产后第 5 周

产后第 5 周，是新妈妈调整体质的黄金时期。此时新妈妈的腹部开始收缩，身体各功能趋于正常，饮食上要遵循控制食量、提高品质的原则，尽量做到不偏食、不挑食。

产后第 5 周宜这样吃

饮食宜重质不重量。

对于摄入热量或营养所需量不甚了解的新妈妈，一定要遵循控制食量、提高品质的原则，应按需进补，积极运动。

▷ 本周不宜吃什么

腊肉：腊肉会增加肾脏负担，影响乳汁质量，对宝宝生长发育也很不利。而且腊肉的脂肪含量非常高，易造成肥胖。

新妈妈一日营养食谱搭配推荐	
餐点	餐单
早餐	1 份鸡蛋饼 +1 小碗肉末粥 + 小份凉拌木耳
午餐	1 碗米饭 + 小份垮炖鱼 + 胡萝卜蘑菇汤
晚餐	1 碗茄丁面 + 小份萝卜炒肉丝 + 腐竹拌黄瓜
加餐	1 杯苹果蜜柚橘子汁 +1 小把核桃仁

美容养颜的食材

猪蹄：猪蹄中含有丰富的胶原蛋白，对皮肤具有特殊的营养作用，可促进皮肤细胞吸收和贮存水分，防止皮肤干瘪起皱，使皮肤细润饱满、平整光滑。

玉竹：玉竹是一味养阴生津的良药，还能改善干裂、粗糙的皮肤状况，使之柔软润滑，此汤对产后新妈妈有美容护肤和瘦身的作用。

三文鱼：三文鱼不仅含有丰富的蛋白质，可促进新妈妈身体恢复，且所含的 ω-3 不饱和脂肪酸对滋润肌肤、预防和去除皱纹也有很好的作用。

西米：西米有温中健脾、治脾胃虚弱、防止消化不良的功效。西米还有使皮肤恢复天然润泽的功能，很适合新妈妈护肤用。

产后第29天

香菇玉米粥

原料：大米 30 克，玉米粒 30 克，干香菇 3 朵，猪瘦肉、胡萝卜、淀粉、盐各适量。

做法：① 猪瘦肉洗净切丁，拌入淀粉；胡萝卜洗净切丁；玉米粒洗净；大米洗净拌入油。② 干香菇泡软洗净，去蒂，切丁，拌入油。③ 锅中加清水，大火煮开后将猪瘦肉丁、玉米粒、大米、香菇、胡萝卜一同放入锅中，小火煮熟，加盐调味即可。

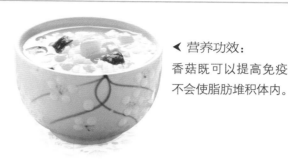

◀ 营养功效：

香菇既可以提高免疫力，又不会使脂肪堆积体内。

肉末豆腐羹

原料：豆腐丁 100 克，肉末 50 克，水发黑木耳、水发黄花菜各 15 克，酱油、盐、水淀粉、葱花、高汤各适量。

做法：① 将豆腐丁用开水烫一下，捞出用凉水过凉待用。② 黑木耳和黄花菜择洗干净，切碎。③ 高汤倒入锅内，加入肉末、黄花菜、黑木耳、豆腐丁、酱油、盐，煮沸至豆腐中间起蜂窝、浮于汤面时，淋上水淀粉，加盐，撒上葱花即可。

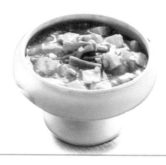

◀ 营养功效：

此羹是获得优质蛋白质、B 族维生素和矿物质、卵磷脂的良好来源。

桂圆红枣莲子粥

原料：大米 30 克，桂圆肉 10 克，去心莲子 20 克，红枣 6 颗，冰糖适量。

做法：① 先将莲子洗净，红枣去核；大米洗净，浸泡在水中。② 莲子、大米加 600 毫升的水，小火煮 40 分钟，加入桂圆肉、红枣再熬煮 15 分钟，加适量冰糖即可。

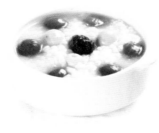

◀ 营养功效：

此粥养血益心、安神宁志，可以缓解产后新妈妈失眠、健忘等症状。

菠菜板栗鸡汤

原料：鸡翅 150 克，板栗 50 克，菠菜 100 克，姜片、料酒、盐、酱油各适量。

做法：① 鸡翅洗净，入沸水中余烫；板栗煮熟，剥壳去皮取肉；菠菜洗净，放入沸水中烫一下，捞出。② 将姜片放入油锅中爆香，放入鸡翅、板栗，倒入酱油，炒至鸡翅上色，放入料酒，倒入适量清水煮开。③ 用小火焖至鸡翅、板栗熟烂后放入菠菜，加盐稍煮几分钟即可。

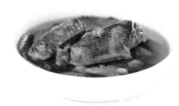

◀ 营养功效：

板栗能供给人体较多的能量，并帮助脂肪代谢，具有益气健脾、厚补胃肠的作用。

产后第 30 天

荔枝粥

原料：干荔枝 50 克，大米 100 克。

做法：① 将大米淘洗干净，用清水浸泡 30 分钟；干荔枝去壳取肉，用清水洗净。② 将大米与干荔枝肉同放锅内，加清水，用大火煮沸。③ 转小火煮至米烂粥稠即可。

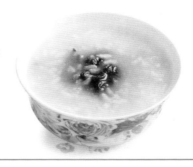

◄ 营养功效：

荔枝有助于增强机体免疫功能，提高抗病能力，还能明显改善失眠与健忘症状。

荠菜魔芋汤

原料：荠菜 150 克，魔芋 100 克，姜丝、盐各适量。

做法：① 荠菜去杂洗净，切段。② 魔芋洗净，切成条，用热水煮 2 分钟，去味，沥干。③ 将魔芋、荠菜、姜丝放入锅内，加清水用大火煮沸，转中火煮至荠菜熟软，出锅时加盐调味即可。

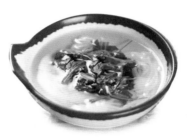

◄ 营养功效：

魔芋中葡甘聚糖含量丰富，可以促进肠道的蠕动，加快排便速度，减轻肠道压力。

肉末粥

原料：大米 30 克，猪肉末 20 克，盐、葱花各适量。

做法：① 大米洗净，放入锅内，加适量水，大火烧开后中小火焖煮至稀粥状。② 在油锅中将葱花爆香，放入猪肉末翻炒。③ 待肉末变色，加盐再翻炒几下，待熟后放入粥中，搅匀即可。

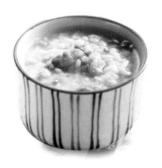

◄ 营养功效：

肉末粥味道鲜美，能加强新妈妈的食欲。

豆腐馅饼

原料：面粉 100 克，豆腐 80 克，白菜 50 克，姜末、葱花、盐各适量。

做法：① 豆腐抓碎；白菜洗净切碎，挤出水分，加入姜末、葱花、盐调成馅。② 面粉加水调成面团，分成 10 等份，擀成面皮，馅分成 5 份，两张面皮中间放一份馅，用汤碗一扣，去掉边沿并捏合。③ 将平底锅烧热，放入油，将馅饼煎成两面金黄即可。

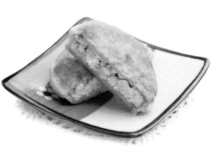

◄ 营养功效：

豆腐含有丰富的植物蛋白和钙，其功效很适合新妈妈清补。

产后第 31 天

什锦鸡粥

原料：鸡翅 1 个，水发香菇 3 朵，大米 100 克，青菜末、葱花、姜末、盐各适量。

做法：① 鸡翅洗净，用热水余一下；水发香菇洗净切块；大米洗净。② 锅内倒清水，放鸡翅、姜末、葱花，大火煮开，改小火再煮，去浮油。③ 大米倒入，中火煮 20 分钟，加入香菇、青菜，待粥熟后加盐调味即可。

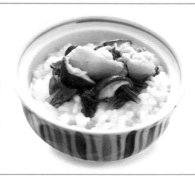

◄ 营养功效：

此粥含有丰富的营养素，可以滋养五脏、补血益气，增加新妈妈的抵抗力。

萝卜炖牛筋

原料：牛筋、白萝卜各 100 克，姜末、盐各适量。

做法：① 将牛筋放入沸水中煮约 1 小时后，捞出洗净，切小块；白萝卜去皮洗净后切块。② 将姜末爆香，放入牛筋块炒约 1 分钟倒入砂锅，加清水，放入白萝卜块，用大火煮开后用小火煮约 30 分钟。③ 待萝卜软烂后加盐调味即可。

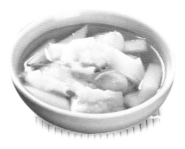

◄ 营养功效：

牛筋中含丰富的胶原蛋白，能使皮肤更富有弹性和韧性。

产后第 32 天

何首乌红枣粥

原料：大米、何首乌各 30 克，红枣 10 颗。

做法：① 红枣洗净，取出枣核，留枣肉；大米洗净，用清水浸泡 30 分钟。② 将何首乌洗净，切碎，按何首乌与清水 1:10 的比例，将何首乌放入清水中浸泡 2 小时。浸泡后用小火煎煮 1 小时，去渣取汁。③ 再将大米、红枣、何首乌汁一同放入锅内，小火煮成粥即可。

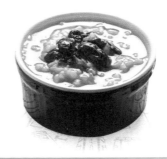

◄ 营养功效：

何首乌红枣粥有净血、安神的作用，是产后新妈妈的保健补品。

猪蹄粥

原料：猪蹄 60 克，大米 50 克，花生 10 颗，葱段、姜片、盐各适量。

做法：① 猪蹄洗净切成小块，在开水锅内余烫一下，洗去血沫；大米、花生分别洗净，浸泡 30 分钟。② 砂锅加水，放猪蹄块、姜片、葱段煮开，转小火继续熬煮 1 小时。③ 放入泡好的大米、花生，再熬煮 1 小时。④ 待猪蹄熟透，米烂粥稠后加盐调味即可。

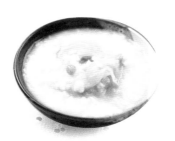

◄ 营养功效：

猪蹄含有丰富的胶原蛋白，可增强皮肤弹性和韧性，是新妈妈理想的美容佳品。

产后第 33 天

猪肝红枣粥

原料：猪肝 50 克，红枣 6 颗，菠菜 50 克，大米 30 克，盐适量。

做法：① 猪肝洗净，切薄片；红枣洗净；菠菜去根洗净，切成长段。② 大米洗净，用清水泡 30 分钟。③ 将大米连同泡过的清水一同放入锅内，大火煮沸后，转小火再煮 20 分钟。④ 将猪肝片、红枣、菠菜段放入锅内，慢煮至大米熟透，出锅时加入盐调味即可。

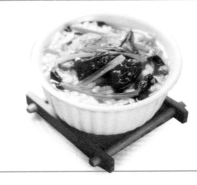

◀ 营养功效：
猪肝红枣汤可以益气补血、健脾壮骨，预防缺铁性贫血。

丝瓜粥

原料：丝瓜 1 个，大米 30 克，白糖适量。

做法：① 将丝瓜洗净去皮，切丁；大米洗净。② 将大米放入锅中，加适量清水，放入丝瓜，用大火烧沸。③ 改用小火煮至粥成，加入白糖调味即可。

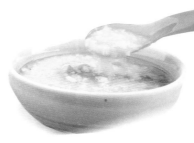

◀ 营养功效：
丝瓜具有清热解毒、防止便秘的功效。

产后第 34 天

胡萝卜蘑菇汤

原料：胡萝卜 100 克，蘑菇、西蓝花各 30 克，盐适量。

做法：① 胡萝卜洗净去皮切成片；蘑菇洗净去根，切片；西蓝花瓣成小块后洗净。② 将胡萝卜片、蘑菇片、西蓝花块一同放入锅中，加适量清水用大火煮沸，转小火将胡萝卜煮熟。③ 出锅时加入盐调味即可。

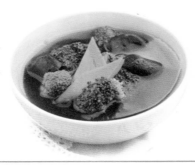

◀ 营养功效：
此汤能帮助消化，可以促进产后新妈妈消化、排毒。

腐竹拌黄瓜

原料：干腐竹 50 克，黄瓜半根，盐、醋、白糖、香油各适量。

做法：① 干腐竹用冷水泡开后，焯一下，切段；黄瓜洗净切片。② 将腐竹段、黄瓜片与上述调料拌匀即可。

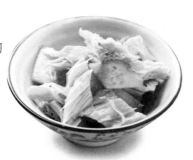

◀ 营养功效：
此道菜具有健脑作用，同时能有效促进机体的新陈代谢，起到抗衰老的功效。

产后第 35 天

山药牛奶羊肉羹

原料：瘦羊肉 150 克，山药 50 克，鲜牛奶 120 毫升，盐、姜片、葱花各适量。

做法：① 瘦羊肉洗净，切片；山药去皮，洗净，切片。② 将瘦羊肉片、山药片、姜片放入锅内，加入适量清水，小火炖煮至肉烂，出锅前加入鲜牛奶、葱花和盐，稍煮即可。

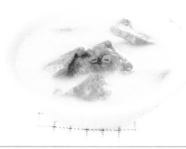

◀ 营养功效：
此羹益气补虚、温中暖下，适用于缓解新妈妈疲倦气短、失眠等症状。

泥鳅红枣汤

原料：泥鳅 1 条，红枣 10 颗，姜片、盐各适量。

做法：① 泥鳅洗净，烧开水，把泥鳅放进约六七成热的水中，去黏液，用清水洗净；红枣洗净，去核。② 把泥鳅放进油锅中煎香，同时放姜片。③ 加入红枣，注入清水用大火烧开，然后转小火煮约 20~30 分钟。最后加盐调味即可。

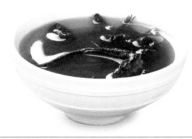

◀ 营养功效：
泥鳅暖脾健胃，红枣补气养血。二者搭配，能增强新妈妈体力，还有催乳的功效。

芹菜竹笋汤

原料：芹菜 100 克，竹笋、肉丝、盐、酱油、淀粉、高汤、料酒各适量。

做法：① 芹菜择洗干净，切段；竹笋洗净，切丝；肉丝用盐、淀粉、酱油腌约 5 分钟。② 高汤倒入锅中煮开后，放入芹菜段、笋丝，煮至芹菜软化，再加入肉丝。③ 待汤煮沸加入料酒，肉熟透后加入盐调味即可。

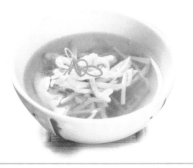

◀ 营养功效：
竹笋具有低脂肪、低糖、多纤维的特点，能促进肠道蠕动，帮助消化，防止新妈妈便秘。

西葫芦饼

原料：面粉 100 克，西葫芦 80 克，鸡蛋 2 个，盐适量。

做法：① 鸡蛋打散，加盐调味；西葫芦洗净，擦丝。② 将西葫芦丝放进蛋液里，加入面粉、盐和适量水，搅拌均匀，如果面糊稀了就加适量面粉，如果稠了就加 1 个鸡蛋。③ 锅里放油，将面糊放进去，煎至两面金黄盛盘即可。

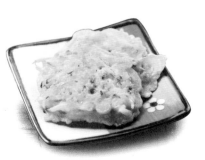

◀ 营养功效：
西葫芦饼符合本周新妈妈清淡、少盐的饮食原则。

产后第 6 周

产后第 6 周，新妈妈可以适当瘦身了！本周新妈妈身体基本恢复，饮食基本上可以与孕前一样，新妈妈可以选取富含营养又低脂肪的食物，增加谷物、蔬菜和水果摄入，减少脂肪摄入。

产后第 6 周宜这样吃

宜增加膳食纤维的摄入量。

膳食纤维具有纤体排毒的功效，可促进胃肠蠕动，减少脂肪堆积。

▷ 本周不宜吃什么

螃蟹：螃蟹性寒，且蟹黄中的胆固醇含量较高，过量食用会增加体内的胆固醇含量，不利于身体健康。

新妈妈一日营养食谱搭配推荐	
餐点	餐单
早餐	1 碗黑米粥 +1 个窝窝头 + 小份藕拌黄花菜
午餐	1 碗米饭 + 小份丝瓜豆腐鱼头汤 + 小份凉拌蚕豆尖
晚餐	1 碗羊肉粉丝汤 + 小份虾米炒芹菜
加餐	1 个苹果 +1 个鸡蛋

减脂瘦身食材

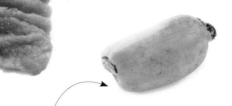

牛肉：牛肉蛋白质含量高，而脂肪含量低，味道鲜美，并且有补中益气、滋养脾胃、强健筋骨的功效。

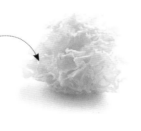

银耳：银耳是富含膳食纤维的减肥食品，对于产后有便秘症状的新妈妈有一定的帮助作用。新妈妈及时排空大便，对于宝宝的喂养来说也相对安全和有保障。

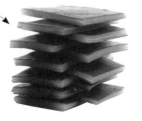

海带：海带含有一种叫昆布多糖的物质，可降血脂，有助于减肥。另外，海带表面含甘露醇，有利尿作用，可缓解浮肿症状。

莲藕：莲藕的含糖量不算很高，又含有大量的维生素 C 和膳食纤维，对于产后便秘和想瘦身的新妈妈十分有益。

产后第 36 天

雪菜豆腐汤

原料：雪菜、豆腐各 50 克，虾仁、高汤、葱花、盐、香油各适量。

做法：① 雪菜洗净，切成末；豆腐切成块，放入清水中；虾仁洗净，切好。② 将葱花放入油锅爆香，放入雪菜翻炒片刻，加入适量高汤，煮沸后放入豆腐，烧至豆腐浮起时，放入虾仁煮熟，加入葱花、盐、香油即可。

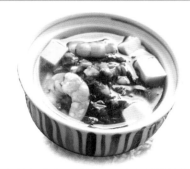

◀ 营养功效：

雪菜豆腐汤含有蛋白质、钙及维生素，有补钙、生肌、润肠胃、增进食欲的功效。

藕拌黄花菜

原料：莲藕 100 克，干黄花菜 30 克，盐、葱花、高汤、水淀粉各适量。

做法：① 将莲藕洗净，切块，放入开水锅中略煮一下，捞出。② 干黄花菜用冷水泡后，洗净，沥干。③ 将葱花放入油锅中爆香，然后放入黄花菜煸炒，加入高汤、盐、炒至黄花菜熟透。用水淀粉勾芡后出锅。④将藕块与黄花菜略拌即可。

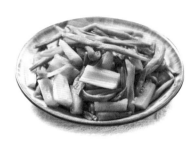

◀ 营养功效：

黄花菜有止血、消炎、清热、利湿、消食、明目、安神等功效。

豆浆莴笋汤

原料：莴笋 100 克，豆浆 200 毫升，姜片、葱段、盐各适量。

做法：① 将莴笋茎洗净去皮，切成条；莴笋叶洗净切成段。② 将锅置大火上，倒入油，烧至六成热时放姜片、葱段稍煸炒出香味。放入莴笋条、盐，大火炒至断生。③ 拣去姜片、葱段，放入莴笋叶，并倒入豆浆，放入盐，煮熟即可。

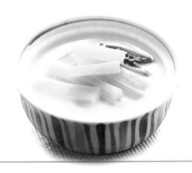

◀ 营养功效：

对牛奶有乳糖不耐症的新妈妈，可以选择豆浆代替牛奶。新妈妈进补得顺利，宝宝营养摄取更得当。

橘瓣银耳羹

原料：干银耳 15 克，橘子 100 克，冰糖适量。

做法：① 将干银耳用清水浸泡，涨发后去掉黄根与杂质，洗净；橘子去皮，掰好橘瓣。② 将银耳放入锅中，加适量清水，大火烧沸后转小火，煮至银耳软烂。③ 将橘瓣和冰糖放入锅中，再用小火煮 5 分钟即可。

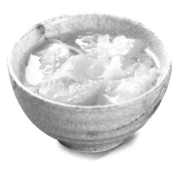

◀ 营养功效：

此羹具有滋养肺胃、生津润燥、理气开胃、促进食欲的作用。

产后第 37 天

白萝卜海带汤

原料：海带 50 克，白萝卜 100 克，盐适量。

做法：① 海带泡发洗净，切丝；白萝卜去皮，切丝。② 将海带丝、白萝卜丝一同放入锅中，加适量清水，大火煮沸后转小火慢煮至海带熟透。③ 出锅时加入盐调味即可。

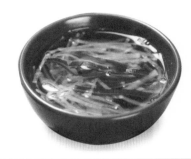

◀ 营养功效：

海带能够促进新妈妈对钙的吸收，同时减少脂肪在体内的积存，是新妈妈产后补钙、瘦身的好食材。

丝瓜豆腐鱼头汤

原料：鱼头 1 个，丝瓜、豆腐各 100 克，姜片、盐各适量。

做法：① 丝瓜去皮，洗净，切角形；鱼头洗净，劈开两半；豆腐用清水略洗，切块。② 将鱼头和姜片放入锅中，注入适量清水，用大火烧沸，煲 10 分钟。③ 放入豆腐和丝瓜，再用小火煲 15 分钟，加盐调味即可。

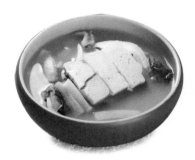

◀ 营养功效：

丝瓜清热解毒，鱼头具有充足的蛋白质，此汤能为新妈妈提供充足的营养。

香菇冬笋青菜

原料：干香菇 5 朵，冬笋 30 克，青菜 100 克，盐、白糖、葱花、姜末、香油、豆芽汤、水淀粉各适量。

做法：① 青菜洗净，从中间切成两半，下沸水锅中焯透。② 香菇泡发后洗净，切片；冬笋洗净焯一下，浮起后捞出。③ 葱花、姜末爆香，加入白糖、香菇、青菜煸炒，再加入豆芽汤，用水淀粉勾芡，加盐，淋上香油即可。

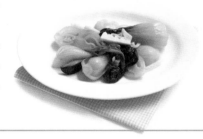

◀ 营养功效：

此菜含多种氨基酸、维生素及钙、磷等微量元素和膳食纤维，能促进肠道蠕动。

紫菜包饭

原料：大米 50 克，鸡蛋 1 个，紫菜 10 克，火腿丁、黄瓜、沙拉酱、白醋各适量。

做法：① 黄瓜洗净，切条，加白醋腌制；大米蒸熟，倒入白醋，拌匀凉凉。② 将鸡蛋摊成饼，切丝。③ 将大米饭平铺紫菜上，再摆上黄瓜条、火腿丁、鸡蛋丝、沙拉酱，卷起，切 3 厘米厚段即可。

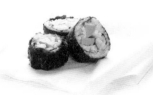

◀ 营养功效：

紫菜富含钙、铁、碘和胆碱，能增强记忆，改善新妈妈贫血状况，还可辅助治疗产后水肿。

产后第 38 天

滑蛋牛肉粥

原料：牛肉、大米、糯米各 30 克，鸡蛋 1 个，葱花、姜片、香油、盐各适量。

做法：① 大米、糯米洗净用清水浸泡；牛肉洗净切丁。② 水中加入大米、糯米，大火煮开后转小火煮至米开花。③ 加入姜片、牛肉丁、鸡蛋液，撒上葱花，稍煮片刻加入盐，倒入香油，煮沸即可。

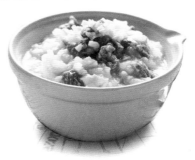

◀ 营养功效：
此粥具有补脾胃、益气血、除湿气、消水肿、强筋骨等作用。

紫菜豆腐汤

原料：豆腐 150 克，干紫菜 25 克，葱花、盐、香油各适量。

做法：① 将干紫菜泡发，用清水洗去泥沙；豆腐切块。② 将泡好的紫菜、豆腐块一同放入锅中，加适量清水，用大火煮沸，转小火继续煮至豆腐熟透。③ 出锅时加盐调味，撒上葱花、淋入香油即可。

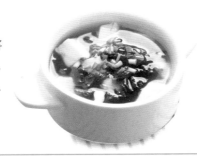

◀ 营养功效：
此汤补益清热，可生津止渴、清洁肠胃。

产后第 39 天

樱桃虾仁沙拉

原料：樱桃 6 颗，虾仁 4 个，青椒半个，酸奶适量。

做法：① 樱桃、青椒分别洗净，去核、去籽，切丁；虾仁洗净，切丁。② 锅中烧水，水沸后放入虾仁丁、青椒丁焯熟，凉凉备用。③ 盘中放入樱桃丁、青椒丁、虾仁丁，倒入酸奶拌匀即可。

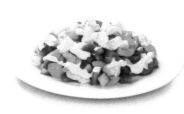

◀ 营养功效：
樱桃含铁丰富，虾仁是高钙食物，搭配食用能满足产后新妈妈的营养所需，且酸奶沙拉中脂肪量较少，有利于新妈妈瘦身。

枸杞红枣蒸鲫鱼

原料：鲫鱼 1 条，枸杞子 10 克，红枣 2 颗，葱姜汁、盐、清汤、醋各适量。

做法：① 将鲫鱼去鳞、去鳃、去内脏，洗净，用开水氽烫一下，再用温水冲去浮沫。② 鲫鱼腹中放 2 颗红枣，再将鲫鱼放入汤碗内，倒入枸杞子、醋、清汤、葱姜汁，撒入适量盐。③ 把汤碗放入蒸锅内蒸 20 分钟左右即可。

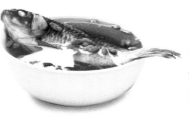

◀ 营养功效：
鲫鱼肉质细嫩、易于吸收，既能健脾胃，对新妈妈补虚养身也有很好的效果。

产后第 40 天

羊肉粉丝汤

原料：羊肉 150 克，干粉丝 20 克，虾、葱花、姜丝、醋、香菜段、盐、油各适量。

做法：① 将羊肉洗净，切片；虾去线、去头；粉丝用开水浸泡。② 锅中油烧热，放入羊肉煸炒至干，加醋。③ 加入虾、姜丝、葱花，倒入清水，用大火煮沸后撇去浮沫。④ 改用小火焖煮至羊肉熟烂，加入粉丝，撒上香菜，加盐调味，煮沸即可。

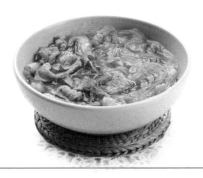

◀ 营养功效：

羊肉与粉丝等食物共煮制成汤，有滋补强身的作用。

干拌胡萝卜丝

原料：胡萝卜 2 根，香油、盐各适量。

做法：① 将胡萝卜去皮，洗净切成细丝。② 把胡萝卜丝放沸水中焯一下，捞出沥干水分，放入盘中，加盐、香油拌匀即可。

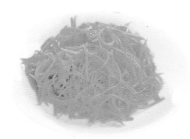

◀ 营养功效：

胡萝卜可明目，常吃能缓解产后新妈妈眼睛的疲劳、干涩等不适症状。

产后第 41 天

红薯山楂绿豆粥

原料：红薯 100 克，山楂末 10 克，绿豆粉 20 克，大米 30 克，白糖适量。

做法：① 红薯去皮洗净，切成小块。② 大米洗净后放入锅中，加适量清水用大火煮沸。③ 加入红薯块煮沸，改用小火煮至粥将成，加入山楂末、绿豆粉煮沸，煮至粥熟透加白糖即可。

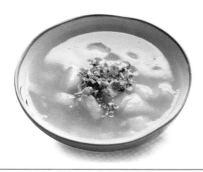

◀ 营养功效：

此粥具有清热解毒、利水消肿、去脂减肥的作用，可以帮助新妈妈产后瘦身。

鳗鱼饭

原料：鳗鱼 1 条，竹笋 50 克，油菜 20 克，米饭 1 碗，盐、白糖、高汤各适量。

做法：① 鳗鱼洗净切块，放盐腌制半小时；竹笋、油菜洗净，竹笋切片，油菜切段。② 把鳗鱼块放入烤炉里，温度调到 180℃，烤熟。③ 油锅烧热，放入笋片、油菜略炒，放入鳗鱼，加入高汤、白糖，待汤汁快收干时即可出锅，浇在米饭上即可。

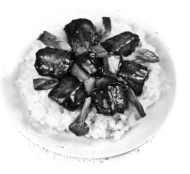

◀ 营养功效：

鳗鱼含有丰富的蛋白质、钙、磷和维生素等营养成分，具有补虚强身的作用。

产后第 42 天

三鲜水饺

原料：猪肉 100 克，海参 50 克，虾仁、水发黑木耳各 20 克，饺子皮 15 个，葱花、姜末、香油、酱油、盐各适量。

做法：① 猪肉洗净，剁成碎末，加适量清水，搅打至黏稠，再加洗净切碎的海参、虾仁、黑木耳，然后放入酱油、盐、葱花、姜末和香油，拌匀成馅。② 饺子皮包上馅料，捏成饺子。③ 下锅煮熟即可。

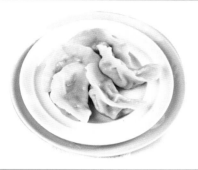

◀ 营养功效：

饺子馅用多种原料制成，营养丰富，尤其是含钙多，可以满足新妈妈补钙之需。

豆腐鲤鱼汤

原料：鲤鱼 1 条，豆腐 50 克，葱花、盐、香油、姜片各适量。

做法：① 豆腐洗净，切块；将鲤鱼去鳃、去鳞，洗净，沥干。② 将鲤鱼、豆腐、姜片放入锅内，加清水煮开，去浮沫，转小火煮 20 分钟。③ 出锅前加入盐调味，撒上葱花，淋入香油即可。

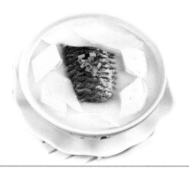

◀ 营养功效：

鲤鱼中含的脂肪极少，而且营养丰富，此汤滋补又养颜。

翡翠豆腐羹

原料：瘦肉丁 40 克，小白菜、豆腐各 50 克，高汤、葱花、盐、水淀粉各适量。

做法：① 小白菜洗净，剁碎；豆腐切小丁，用开水焯一下捞出。② 锅中倒油烧热，放入葱花煸香，放入瘦肉丁略炒。③ 倒入剁碎的小白菜，再放入豆腐丁和适量高汤烧开。④ 加盐调味，用水淀粉勾芡即可。

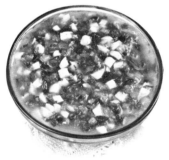

◀ 营养功效：

鲜嫩可口的豆腐是药食兼备的佳品，具有益气、补虚、护肝、提高免疫力等功效。

莲藕瘦肉麦片粥

原料：大米 50 克，莲藕 30 克，猪瘦肉 20 克，玉米粒、枸杞子、麦片、葱花、盐各适量。

做法：① 大米淘洗干净，浸泡 30 分钟；莲藕洗净，切薄片；猪瘦肉洗净切片；枸杞子、玉米粒洗净。② 大米下锅，加适量水熬煮成粥。③ 将藕片、玉米粒、猪肉片焯熟捞出，连同枸杞子、麦片一起放入粥中，继续煮五六分钟。④ 最后加盐调味，撒上葱花即可。

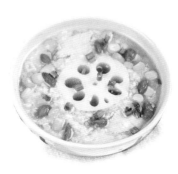

◀ 营养功效：

莲藕富含 B 族维生素，能消除疲劳，还可下乳，对调节新妈妈的情绪也有积极的疗效。

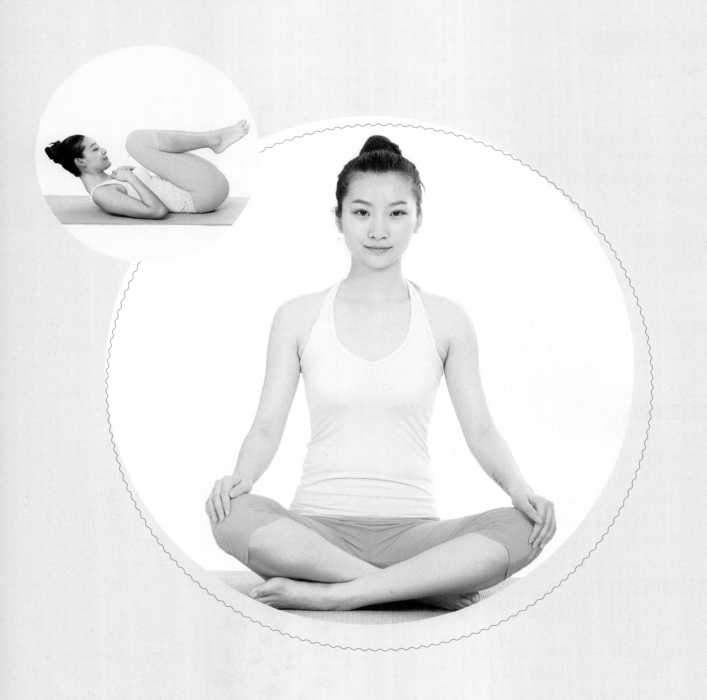

产后瘦身：
美丽与健康兼顾，变身辣妈并不难

　　面对自己发胖、臃肿的身材，脸上冒出的痘痘、斑点，大把大把脱落的头发，新妈妈们懊恼不已。

　　其实，新妈妈不用过于担心，只要掌握科学的饮食、睡眠和运动，适当地对自己进行保养，完全可以做一个美丽健康的辣妈！本章内容提供了产后恢复操，并配有具体的练习步骤，还有局部瘦身保养的方法，跟着一起做，恢复到产前状态指日可待！

产后瘦身不同于一般减肥

当宝宝顺利、平安地来到新妈妈身边，新妈妈便又有了新的苦恼——身材走样和产后肥胖。但新妈妈绝对不能为了追求减肥速度和效果而盲目节食，或在无科学指导的情况下进行高强度运动，最后伤害的是宝宝和自己。

产后瘦身的注意事项

产后新妈妈减肥要兼顾健康，不要急于求成，采用不合理的减肥方法会影响身体健康，还会影响母乳喂养。以下几点需要引起新妈妈重视。

不宜生完宝宝就节食

产后 42 天内，哺乳妈妈不要盲目通过控制饮食而减肥。此时如果强制节食，不仅会影响新妈妈身体恢复，也会导致宝宝营养跟不上。

哺乳新妈妈 6 周后调整饮食

宝宝出生 6 周后，哺乳新妈妈的身体已经基本复原，和宝宝也建立了较为稳定的母乳喂养模式，这时就可以着重通过健康的饮食习惯来慢慢调整体重了。此过程可能需要 10 个月到 1 年的时间，新妈妈可以给自己制订体重管理计划表。

贫血时忌瘦身

如果新妈妈分娩时失血过多，会造成贫血，使产后恢复减慢，在没有解决贫血的基础上瘦身，势必会加重贫血。所以，产后新妈妈若贫血一定不能减肥，要多吃含铁丰富的食物，如菠菜、红糖、鱼、动物肝脏、肉类等。

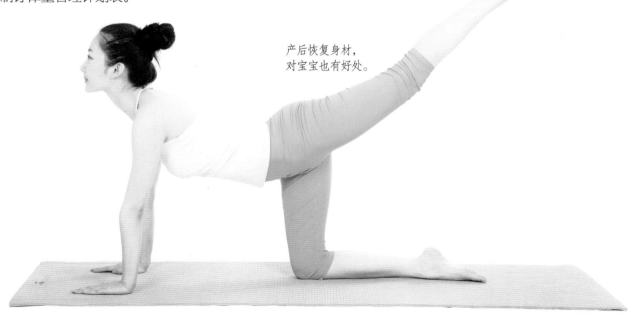

产后恢复身材，
对宝宝也有好处。

运动要量力而行

产后进行适当运动可以促进血液循环，增加热量消耗，防止早衰，恢复生育前原有的女性美。但时间不可过长，运动量不可过大。要根据个人体质情况逐渐延长时间，适当加大运动量，逐步由室内走向户外。

剖宫产新妈妈应产后 4 周再运动

剖宫产妈妈因为手术的刀口恢复起来需要一定的时间，腰腹部比较脆弱，强行用力锻炼，会对身体造成伤害。一般来说，剖宫产新妈妈产后24小时可以做翻身、下床走动这些轻微的动作，等产后4周伤口基本愈合了，再进行瘦身运动。

哺乳也可以消耗热量

有些新妈妈觉得如果哺喂宝宝就得多吃、多补，更不易于体形恢复，所以干脆就放弃哺乳。这是极不正确的。专家提醒新妈妈，产后最佳的瘦身方法就是哺乳，因为喂母乳有助于消耗母体的热量，其效果比节食、运动，丝毫不逊色！

在哺乳期的前 3 个月，新妈妈怀孕时在体内储存的脂肪，可以借助哺乳，每天消耗掉 420~630 千焦的热量。由于哺乳妈妈所消耗的热量较多，自然比不哺乳的妈妈容易恢复产前的身材。同时，哺乳还可加强母体新陈代谢和营养循环，将体内多余的营养成分输送出去，减少皮下脂肪的堆积。

运动前先哺乳

哺乳妈妈在运动前最好先给宝宝喂奶，这是因为通常运动后，新妈妈身体内会产生大量乳酸，影响乳汁的质量。而且，运动后也不要立即给宝宝哺乳。因为乳酸潴留于血液中使乳汁变味，宝宝不爱吃。据测试，通常中等强度以上的运动即可产生此种状况。哺乳妈妈必须注意，只宜从事一些温和的运动，运动结束后先休息一会儿再哺乳。

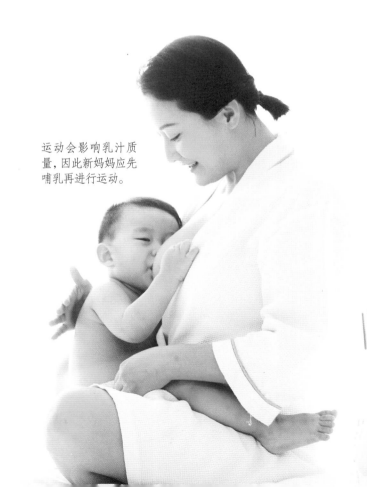

运动会影响乳汁质量，因此新妈妈应先哺乳再进行运动。

产后6个月才是瘦身黄金时段

从产后两三个月起，至产后6个月，是新妈妈瘦身的"黄金期"，新妈妈如能抓住这段时间，科学的饮食调养加合理的运动锻炼，会让新妈妈快速恢复到孕前好身材。

产后检查，拿到正式瘦身的通行证

在经过了6周的休养之后，新妈妈身体恢复已经初见成效，此时宜进行产后回诊，以确定新妈妈身体恢复状态。通常在出院前，医生会叮嘱新妈妈及家人，顺产妈妈要在产后6周回医院回诊，剖宫产妈妈出院前检查伤口，若无问题再于产后6周回诊。

产后回诊是产程的最后一个关卡，新妈妈一定要重视。产后回诊会确认新妈妈身体恢复情况，如检查会阴、阴道、子宫颈、骨盆腔、剖宫产伤口以及怀孕并发症的追踪等。只有医生已经确定新妈妈身体恢复了，新妈妈才能开始系统运动，进行瘦身。在月子期间，新妈妈如有不适，要及时告知医生。

判断子宫是否恢复正常的方法

从产后24小时开始，子宫每天大约下降1厘米。产后3天内，双手在小腹抚摸，可摸到软软的球状体，即子宫。产后第9天，子宫应进入骨盆，无法由腹部触摸到了。平躺后，稍用力抚摸，会发现子宫位置变硬，表明恢复良好。产后10天，恶露黏稠，色泽较白，表明子宫恢复较好，如果产后14天后恶露中依然有鲜红色，且有异味，需要及时就医。

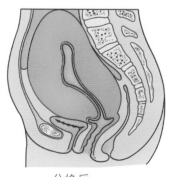
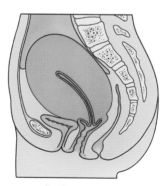
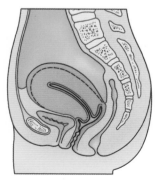

分娩后　　　　　　　　产后1周　　　　　　　　产后6周

产后子宫恢复过程图

产后 4 个月，加大减肥力度

产后 4 个月，正常情况下，新妈妈的身体已经完全恢复，能够承载新妈妈运动、饮食控制等各项减肥措施了，但考虑到喂奶问题，新妈妈减肥可能还有顾虑。

其实，非哺乳新妈妈在产后满 4 个月后就可以像产前一样减肥了，不过对于仍然进行母乳喂养的新妈妈来说，还是要坚持产后哺乳的减肥原则，即适量减少食量和适度增加运动。

腰腹部减肥有方法

不管是哺乳新妈妈，还是非哺乳新妈妈，都可以通过适当运动来增强腰腹部肌肉的力量。腰腹部是新妈妈变化最大的部位，要瘦身宜先从此处开始。

新妈妈可以通过每天做 10~15 个深蹲，或者 30 个仰卧起坐，来加强腰腹部肌肉的力量，非哺乳新妈妈可以加大强度。新妈妈刚开始系统运动，运动量不宜太大，可以把以往的有氧运动分割成 20 分钟一段，每天坚持三四次，这样保证每天有氧运动的时间在 1 小时左右，对瘦身也非常有利。在运动方式上，新妈妈可以采取散步、慢跑、游泳、骑自行车等，尽量使运动方式多样化，这样不仅能增加运动的趣味性，锻炼的部位也更加全面。

哺乳仍是减肥的最佳方式

坚持母乳喂养是新妈妈瘦身的最好方式。因为喂母乳时，宝宝长时间吸吮乳头，可以帮助新妈妈子宫收缩，而且乳汁的分泌会消耗新妈妈的脂肪，对瘦身也很有利。

新妈妈需要注意的是，正常哺乳的同时，需要注意营养均衡，不可节食减肥，最好也不要放纵进食，在保证身体需要的基础上，满足宝宝的母乳需求即可。

饮食上，在保证蔬菜、水果、碳水化合物、蛋白质、脂肪等各类营养摄入的同时，尽量不吃蛋糕、糖果、饼干等含糖量较高的食物。喝汤时，也尽量选择蔬菜汤，喝肉汤时，宜先撇去上面的浮油再喝。

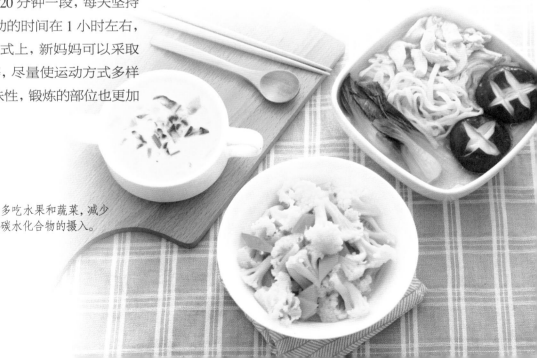

多吃水果和蔬菜，减少碳水化合物的摄入。

运动是产后瘦身的较好办法

新妈妈在产后适当运动，可以使气血畅通，对体力恢复和器官复位有很好的促进作用，还可以促进消化，消耗热量，帮助恢复体形和瘦身。

新妈妈运动前的准备

生产过程中女性消耗了大量的体能，产后适当运动有助于女性子宫恢复，对身体肌肉的放松和舒缓也能起到很好的作用，塑造完美身材，但是运动前要做好充分的准备。

与医生沟通

新妈妈可以就产后运动事宜与医生提前沟通，让医生帮助新妈妈制订一个产后运动计划。

饮食准备

空腹运动容易发生低血糖。运动前应以含优质蛋白质的食物为主，能量充足可以帮助新妈妈在运动中消耗更多的脂肪。

衣着准备

最好穿纯棉的宽松衣裤，另外准备一条干毛巾，以备运动时擦汗。

哪些新妈妈不宜做产后体操

产后体虚发热者；血压持续升高者；有较严重心、肝、肺、肾疾病者；贫血及有其他产后并发症者；做剖宫产手术者；会阴严重撕裂者；产褥感染者。

产后运动的三宜三忌

- ✓ 宜与体力恢复同步，不要过于疲劳。
- ✓ 宜运动前做准备运动，运动后做放松运动。
- ✓ 宜听取医生的建议，进行适合自己的运动。
- ✗ 忌饭后马上做运动，应至少饭后 1 小时再运动。
- ✗ 有些动作忌做，尤其是剖宫产和会阴侧切的新妈妈。
- ✗ 忌疼痛，新妈妈运动时若发现哪里有疼痛，必须马上停止，再找医生详细了解原因。

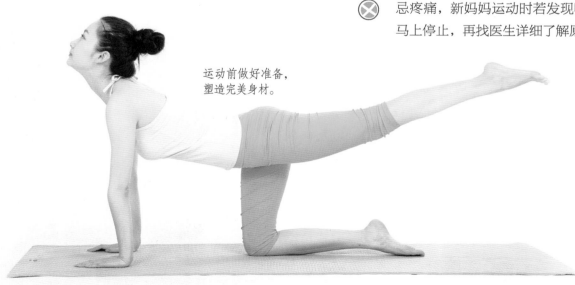

运动前做好准备，
塑造完美身材。

30 岁以上的新妈妈更要重视产后瘦身

　　一般来说，女性在 30 岁以后就开始进入体重增加期，因此，年龄偏大的新妈妈更不能忽视产后瘦身。只要有足够的耐心和决心，掌握产后瘦身的黄金期和科学的瘦身方法，也能恢复到孕前的身材，甚至比之前的身材更好。

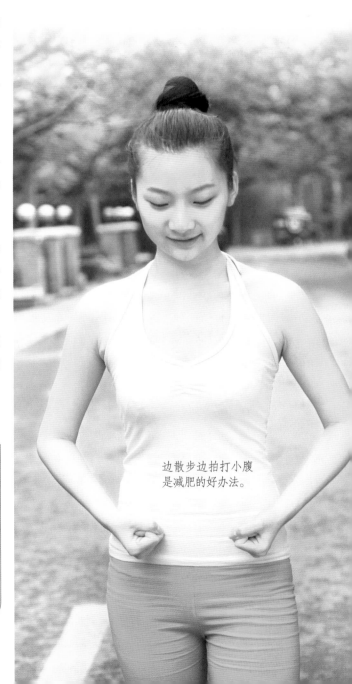

边散步边拍打小腹
是减肥的好办法。

　　产后半年内的瘦身方案。 到底怎样抓住产后半年的最佳减肥期呢？相信这是很多新妈妈的疑问。不妨根据自身实际情况，制订一份详细的产后半年瘦身计划书，并严格执行。

　　产后 2 个月循序渐进减重。 产后 2 个月的新妈妈身体得到恢复后，可以适当加大运动量，并采取适当减少饮食的量、提高食物的质来调整和改善饮食结构。

　　产后 4 个月可以加大减肥力度。 非哺乳新妈妈在产后满 4 个月就可以像产前一样减肥了，不过对于仍然进行母乳喂养的新妈妈来说，还是要坚持产后 2 个月以后的减肥原则，即适量减少饭量和适度增加运动。

　　产后 6 个月必须进行减重。 无论是否哺乳，新妈妈在产后满 6 个月都应该进行减重了，否则脂肪一旦真正形成，以后减肥会非常难。新妈妈可采取有效的运动瘦身方式，比如游泳、产后瑜伽等。

　　边散步边瘦身。 从产后第 4 周起，新妈妈可以在天气晴朗的时候，走出房间散散步，呼吸一下室外的新鲜空气。下面就教新妈妈两个边散步边瘦身的小妙招。

妙招一：边散步边收紧腹部

我们可以在走路、站立时都稍稍收紧腹部。这样不但腹部会趋于平坦，走姿站姿也会优雅许多。

妙招二：边散步边拍打小腹

边散步边拍打小腹可是减腹的好办法，这可以有效激活腹部脂肪，加速其分解和消耗。

产后恢复操

　　产后适当的运动可以预防和减轻新妈妈因分娩造成的身体不适及器官功能失调，还可协助新妈妈恢复以往健美的体形。下面介绍一套产后健美瘦身操，新妈妈可根据自己的身体情况，逐渐增加运动量，以不疲劳为宜。

胸式呼吸

①身体放松，用比较舒服的姿势仰卧平躺在床上。膝盖弯曲，脚心向下。

②双手轻轻地放在胸口。

③慢慢地做深呼吸。随着胸部的起伏，吸气的时候双手自然离开，呼气的时候还原。每隔 2~3 小时做 5~6 次。

放松身体，深呼吸。

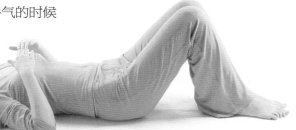

腹式呼吸

①身体放松，仰卧平躺在床上。膝盖弯曲，脚心向下。

②双手轻轻地放在腹部上，做深呼吸。呼吸的时候，手很放松地放在腹部上，以腹部感觉到手的自然重量为宜。

③吸气让腹部鼓起来，屏住呼吸一会儿，再慢慢地呼气，使腹部凹下去。每隔 2~3 小时做 5~6 次。

吸气

呼气

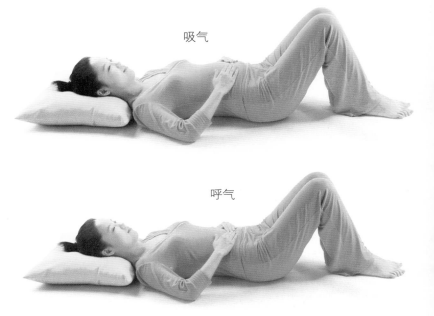

手指运动

①伸直手臂，握拳。

②把手张开，五指尽量外张。每日做 10 次，每次 20 下左右。

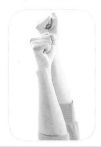
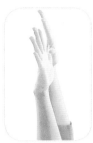
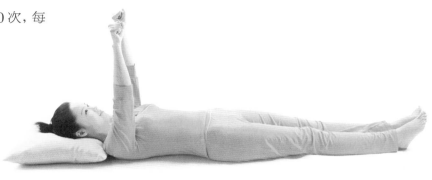

扭动盆骨运动

①仰卧，双膝弯曲，脚心平放在床上，手掌平放在两侧。

②双腿并拢向左侧倾斜，呼吸 1 次，再向右侧倾斜，呼吸 1 次。每组左右各做 5 次，每日早、晚各做 1 组。

左侧

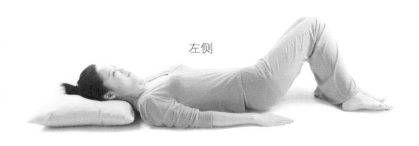

脚部运动

①仰卧，双腿并拢，一只脚稍抬起，轻轻地敲另一只脚 2~3 次。

②换脚，再做 2~3 次。

③再绷紧脚部向前伸，坚持 1~2 秒，再慢慢地放松，恢复原状。每组各做 5 次，每日早、晚各做 1 组。

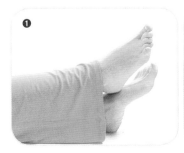
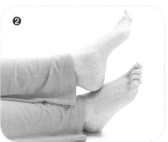
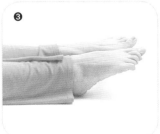

局部瘦身保养

瘦手臂

　　新妈妈分娩后，由于营养过剩，很少运动，导致产后体重增加很多，再加上长时间抱宝宝，容易使肩颈僵硬、胸部内缩，手臂粗壮不少。抓紧时间练习手臂减肥操和手臂伸展操，每天练习几分钟，坚持下去，你就会发现手腕不再那么酸痛了，粗粗的手臂竟然还变纤细了许多。

手臂减肥操

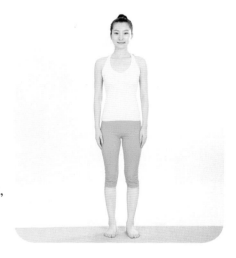

①站立姿势，双脚分开半个肩宽，双臂放松，垂于体侧。

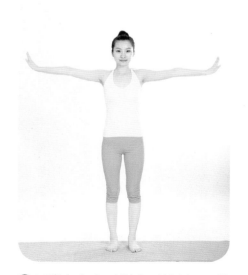

②双臂向左右两侧水平抬起，双掌竖起，掌心向外。

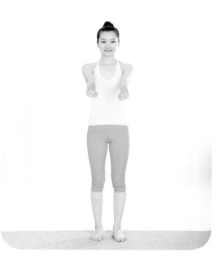

③整条手臂往前画圆 30 次。

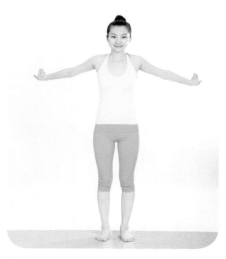

④手臂还原，再往后画圆 30 次。

手臂伸展操

　　手臂伸展操能让手臂、颈肩、背部的肌肉得到舒展、放松，身体不再紧绷、肌肉不再僵硬，还能补充骨骼关节血液及养分，促进关节健康，保持关节软骨的正常活性，预防骨骼老化。新妈妈在每天喂奶、抱宝宝、换尿布、帮宝宝拍背打嗝之后，就可以练习一下。

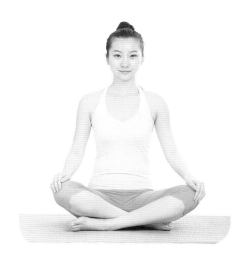

①坐在地板上，肩膀放轻松，腰背挺直，眼睛直视前方。

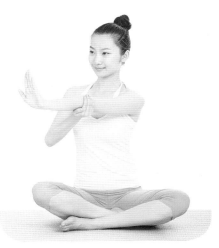

②左手尽量往身体右前方伸展，右手轻压左手手肘位置，保持10秒。

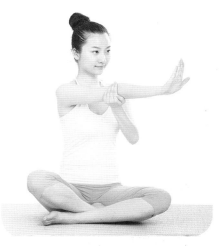

③换另一侧做，左右各重复5次。

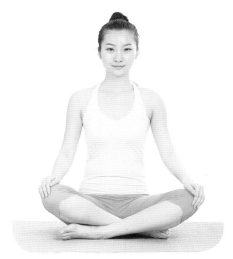

④回到初始位置。

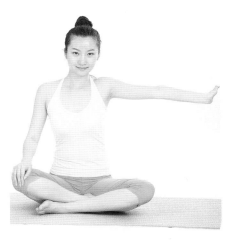

⑤左手臂内侧朝上，左手手心朝外。

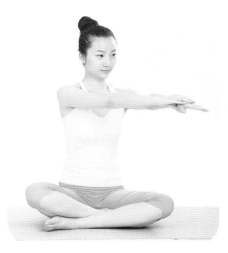

⑥右手轻握着左手手指位置，并往身体方向轻拉，换右手臂进行。

瘦肚子

　　分娩后，新妈妈的腹部是最容易堆积脂肪的部位。其实，腹部的赘肉并不是很难减，新妈妈平时多运动，保持科学的饮食和睡眠，坚持一段时间，就会看到明显的效果。下面我们就给新妈妈介绍几种快速瘦腹的妙招，新妈妈可以根据自己的身体状况，有选择地练习一下。

 腹式呼吸。此呼吸方式是让横膈膜上下移动，减少胸腔的呼吸运动来完成的。如果随时随地都使用这种呼吸法，坚持 1 个月，原来那气鼓鼓的小腹就会"消气"不少。

 散步。新妈妈们吃完晚饭后别只坐着，饭后散步不仅能让你快速复原，对瘦身也非常有帮助。正确的散步方法应当是挺胸抬头，迈大步，每分钟大致走 60~80 米，每天步行半小时至 1 小时。强度因体质而异，一般以微微出汗为宜。只要坚持 3 周就可见到明显的瘦腹效果。

 腹部按摩。肚脐是个神奇的地方，汇集了全身 6 条阴经，遍布其周围的穴位有很多。洗完澡后在肚脐周围做画圈按摩，或者上下轻轻揉动肚皮，都有助于产后收腹。由于刚生完宝宝，按摩的力度要掌握好，不能太用力。坚持按摩，不但减腹效果明显，对健康也大有好处。

 巧吃西红柿助瘦腹。西红柿是"瘦腹"食品中当之无愧的冠军。它所富含的膳食纤维，可以吸附肠道内的多余脂肪，将油脂和毒素排出体外。西红柿中的番茄红素属于一种天然色素，是胡萝卜素家族的一员，可以降低热量摄取，减少脂肪积累，并补充多种维生素，保持身体均衡营养。饭前吃 1 个西红柿，可以减少脂肪被肠道吸收，起到瘦腹的效果。

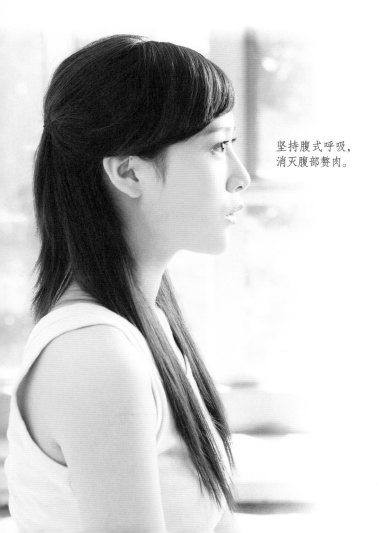

坚持腹式呼吸，消灭腹部赘肉。

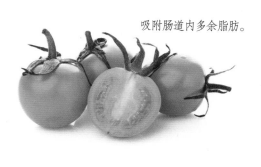

吸附肠道内多余脂肪。

简易瘦腹操

　　腹部是人体皮下脂肪贮藏量最大的地方，稍不注意就容易大腹便便，臃肿难看。这套居家简易骨盆操，通过轮流活动双脚，在改善骨盆前后移位状况的同时，能有效刺激腹直肌，收紧小腹，使小腹变得平坦、结实、性感。

①仰卧，双脚张开，与肩同宽，两手轻轻抱住后脑勺，将头自然抬起。

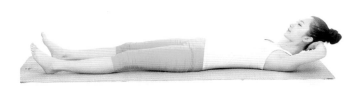

②将一只脚慢慢抬高，脚与腿部成 90°，脚尖朝外打开约 45°。

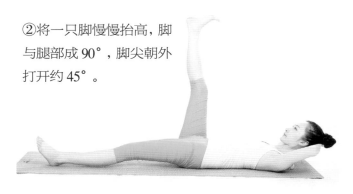

③将抬高的那只脚慢慢放下，脚后跟与地面保持 10 厘米的距离。

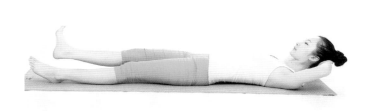

④另一只脚慢慢抬起，保持 10 秒。

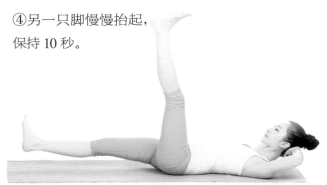

⑤再缓慢放下，脚后跟也与地面保持 10 厘米的距离。

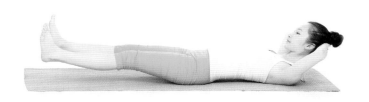

⑥将抬起的头放落地面，两脚后跟慢慢回落地面，结束动作。

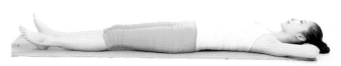

瘦腰

　　新妈妈月子期间，正处于身体最虚弱状态的恢复期，不建议进行高强度瘦腰腹运动。产后大约 6 周后，可以根据自身的情况酌情考虑瘦腰腹计划，产后 6 个月可以加大瘦腰腹力度，适度增加运动量。下面的坐立扭腰式瑜伽，就是一个适合新妈妈的瘦腰运动，能够增强脊椎的灵活性，收细腰围。

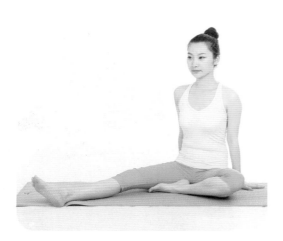

①双腿向前伸直坐在地板或垫子上，弯曲左腿，左脚跟靠近会阴部位。

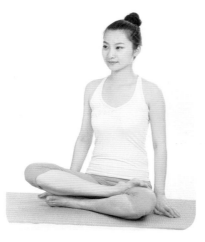

②弯曲右腿，把右脚放在左大腿上。

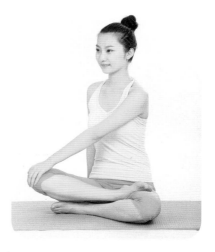

③右手放在脊椎根部的地板上，左手放到右膝上。

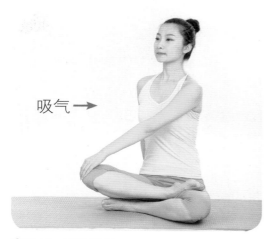

④吸气，抬升胸骨。

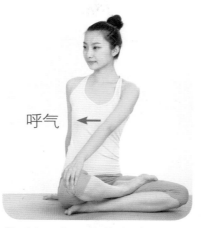

⑤呼气，左手拉住右膝靠近身体，身体向右扭转，右肩向后运动，左肩尽量向前。

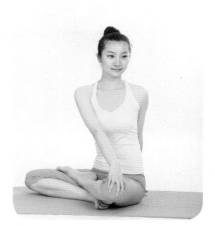

⑥放松，并换侧进行。

瘦腰腹穴位按摩法

中医认为，人体有十二经络和 400 多个穴位，通过疏通人体经络，打通人体经脉，刺激人体相关穴位，可以将体内多余脂肪从"脂肪库"里游离出来，经分解、消耗，通过大小便、汗液排出体外，从而达到排出毒素、塑形瘦身的效果。新妈妈按摩相关穴位，既能轻松瘦身，又能养生保健。

腰腹部是产后新妈妈脂肪堆积的重点部位，新妈妈试试下面这个瘦腰腹的穴位按摩法，坚持下去，你会发现腰腹竟然神奇地瘦了呢！

每天上午 9~11 点，分别按揉中脘、滑肉门、天枢、带脉、关元 5 个穴位，再配合按摩手部的合谷穴。因为这段时间是脾经气血最多、消化最旺盛的时候。也可以在晚上 9~11 点的时候按摩，这时气血流通和毒素及脂肪的代谢加速，按揉这几个穴位，效果也非常好。每个穴位按揉 3~5 分钟。其中，中脘穴和关元穴是单个的穴位，天枢穴和合谷穴都是成对的穴位。穴位按揉完毕以后，及时喝 1 杯白开水，并轻轻扭动腰身 10 分钟，加速脂肪的代谢。

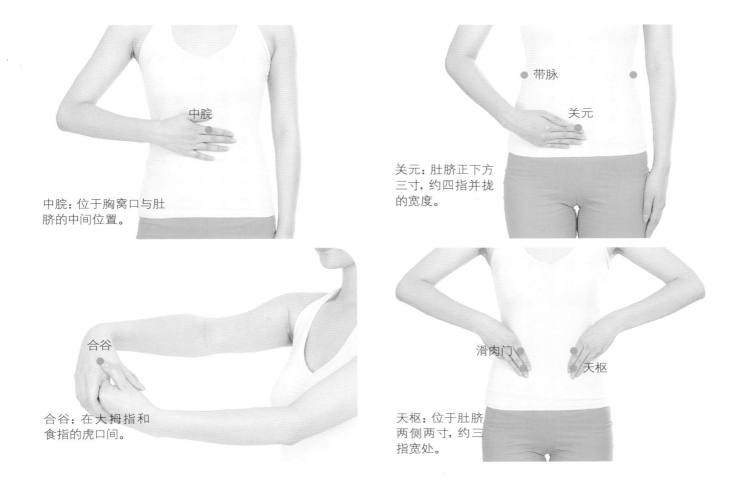

中脘：位于胸窝口与肚脐的中间位置。

关元：肚脐正下方三寸，约四指并拢的宽度。

合谷：在大拇指和食指的虎口间。

天枢：位于肚脐两侧两寸，约三指宽处。

旋揉肚脐周围

一手四指并拢，利用四指指腹稍微用力压，沿着肚脐周边朝一个方向旋转，左右各揉5分钟，可以让新妈妈的腹部暖暖的，还可加速身体代谢，同时也可以消耗腹部脂肪。

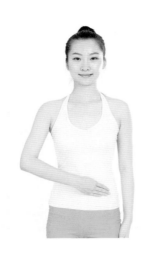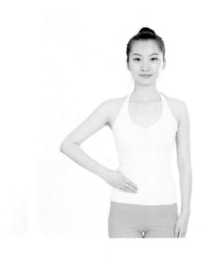

足三里穴按摩减肥

足三里穴位于膝盖外侧下方四横指处，用指腹反复按揉此穴50次，可以调理脾胃、补中益气、疏风化湿、通经活络，调节机体免疫力、增强抗病能力，还能起到瘦臀、瘦大小腿的功效。

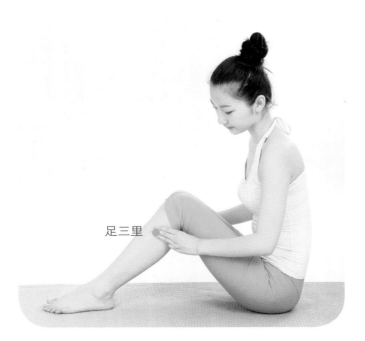

足三里

三阴交穴位按摩减肥

三阴交穴位于内脚踝向上三横指宽的位置。常揉此穴对肝、脾、肾有保健作用，还能消除腿部水肿，使腿部线条更匀称、美观。

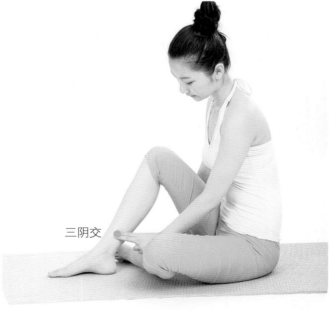

三阴交

瘦臀部

产后新妈妈可以选择瑜伽来塑造臀部的形状，下面这套动作对臀形的重塑有很大的帮助。可以紧缩臀部，快速有效防止和缓解臀部下垂，令美臀变得圆翘。

瘦臀部操

①身体呈俯姿，双手分开一个肩宽，双膝并拢，用双手和双膝支撑地面，上半身与地面平行，头部朝下。

②抬高右腿，绷直，同时抬头向前看，保持 10 秒。

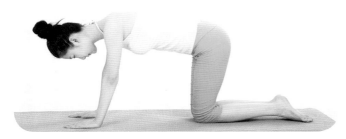

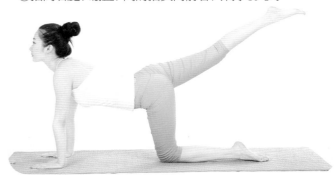

③呼气，回到初始姿势。

④换另一侧腿做相同动作，左右各重复10 次。

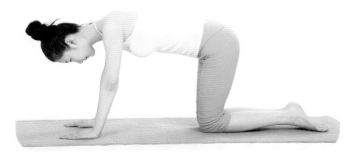

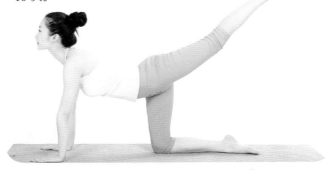

⑤将左腿最大限度向后抬高，绷直，双臂不要弯曲，上半身与地面平行，保持这个姿势 5 秒。

⑥换腿重复这个动作，左右腿各重复5 次。

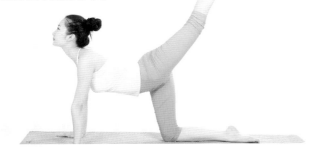

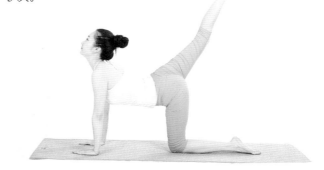

瘦大腿

　　处于月子期的新妈妈由于长时间不运动，腿部的脂肪堆积在所难免，尤其是大腿的脂肪，增长得分外明显，让新妈妈无所适从。其实，产后变粗壮的大腿完全可以通过饮食和简单的小动作及美腿操来变纤细。新妈妈赶紧跟着下面的方法试试吧。

吃对食物瘦大腿

　　下面这些食物既能帮新妈妈瘦大腿，又能调养身体、促进产后恢复，一举两得。

　　香蕉：含有丰富的钾，脂肪与钠含量却低得很，是典型的瘦腿食物，还能预防新妈妈便秘。

　　苹果：含钙量比一般水果丰富得多，有助于代谢掉体内多余的盐分，"苹果酸"可代谢热量，防止下半身肥胖。

　　红豆：可增加胃肠蠕动，促进排尿，消除心脏或肾脏疾病所引起的水肿，另有膳食纤维可帮助排泄体内盐分、脂肪等代谢物。

　　木瓜：木瓜里的蛋白酶，可促进蛋白质分解，让肉感的双腿变得有骨感。

　　芹菜：含有大量胶质性碳酸钙，容易被人体吸收，补充笔直双腿所需的钙质，又有充沛的钾可预防下半身水肿。

　　菠菜：可促进血液循环，将养分和氧气送到双腿，恢复腿部元气，防止腿部肌肤干燥。菠菜还是新妈妈补血的佳品。

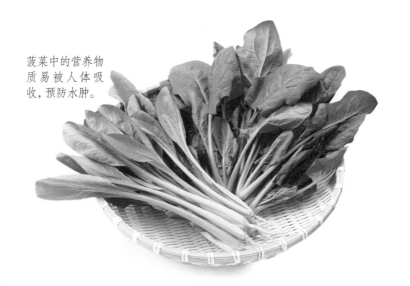

菠菜中的营养物质易被人体吸收，预防水肿。

扶着椅子踢踢腿

　　侧身站在椅子后面，手扶稳椅背，然后身体往椅背一侧倾一下，抬起外侧的腿，绷直脚尖用力来回甩动，至少 30 下。然后另一条腿也按相同的方式甩 30 下。

　　这个动作除了可拉伸腿部肌肉外，还会利用空气的阻力给全腿带来"按摩"的效果，越是用力，这种"按摩"的效果就越好。每天 1 组以上，坚持 1 个月，大腿、小腿甚至脚腕都会变得更加紧致。

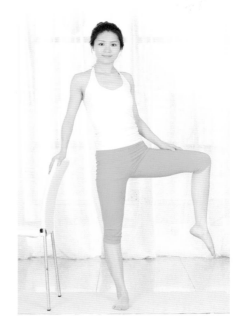

简单美腿操

　　下面这套美腿操简便易学，行之有效，既可影响腿部脂肪流向，减缓脂肪在腿部的堆积，改善下身胖、上身瘦的体型，又可把脂肪导向臀部，起到翘臀美臀之效。只要每天坚持锻炼 3~5 分钟，一双完美双腿指日可待，可能还会比孕前更加纤细、修长！

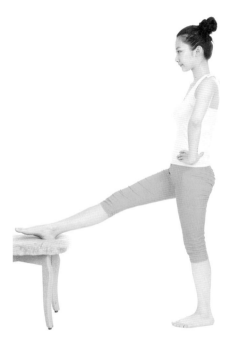 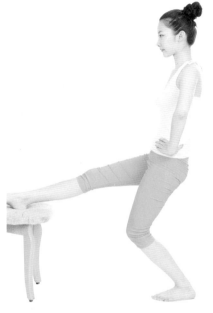 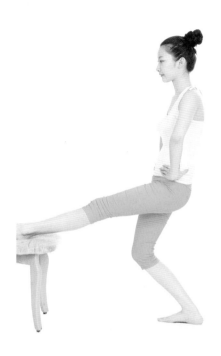

①把右腿伸直搭在床上或椅子上，双手叉腰。

②屈左膝，慢慢往下蹲身体，尽量往下蹲，这个动作可以循序渐进地进行。

③换左腿，做相同的动作。

瘦小腿

　　很多新妈妈产后腿部曲线变得难看，产后瘦腿成了新妈妈的主要任务之一。都说小腿最难瘦下来，主要原因是没有掌握正确的方法。下面就给新妈妈介绍几个小动作来瘦小腿，修正腿形。但是不管哪个动作，都最好在新妈妈身体恢复好、能承受的情况下再进行，千万不可操之过急。

温水泡小腿

　　产后如何瘦小腿，最简单的办法就是用温水泡小腿了。将温水注满木桶，以能完全没过小腿为准，然后加入精油和浴盐，再把整个小腿放入水中浸泡 15 分钟左右，同时轻揉按摩小腿，可帮助排毒。经常这样边泡边按，能有效消除小腿水肿，恢复纤细。

"拍"出纤细小腿

　　首先拍打小腿肚，让腿部肌肉软化。可坐在地上，将一条腿抬高，并在小腿肚上涂抹一些纤体膏，然后用手掌从各个方向拍打小腿上的肌肉 3~5 分钟。这样可使小腿肚上的肌肉放松，并软化已经僵硬的腿部脂肪。长期坚持，可使小腿上僵硬的肌肉和脂肪慢慢变得松散，使腿部突出的肌肉瘦下来。

跪立式瑜伽燃烧小腿脂肪

　　跪立式瑜伽应该这样做：呼气，左腿向前迈出一步，左脚跟点地，双臂放于左小腿旁，手指尖点地。再吸气，头部向下压，换腿进行。初做跪立式瑜伽动作时，虽然膝盖和小腿会感觉到疼痛，身体不易保持平衡，却能有效燃烧小腿内侧的脂肪。随着练习次数的增加，疼痛感会逐渐减轻至消失，平衡能力也会越来越强，小腿变得更加纤长。

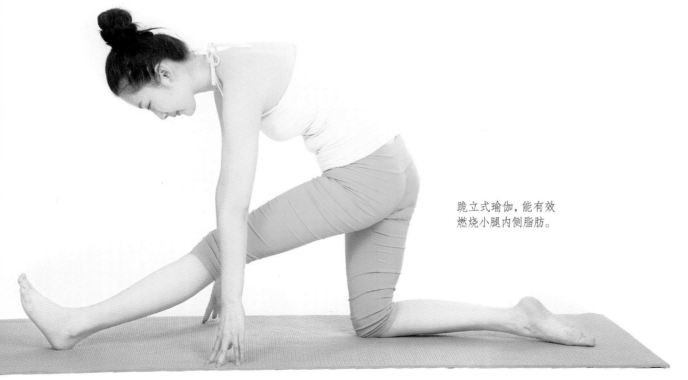

跪立式瑜伽，能有效
燃烧小腿内侧脂肪。

拉伸小腿肌肉

这套动作能最大限度地拉伸小腿肌肉，不仅能瘦小腿，还能增强身体的柔韧性和平衡感。初做时新妈妈可能感觉有些困难，不要太勉强，能做到哪个程度就做到哪个程度。随着身体的恢复，动作会越来越标准，当然，瘦腿效果也会越来越明显。

三角旋转式瑜伽拉伸小腿肌肉

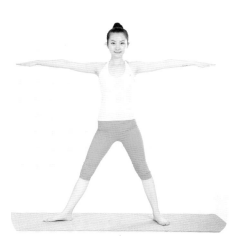

④吸气，先收双手，再收躯干，最后两脚收回，还原初始位置。换方向进行，重复 3 次。

①自然站立，两脚分开两个肩宽；深吸气，举手臂与地面平行，双膝伸直，右脚向右转 90°，左脚转 60°，保持 15~20 秒。

②呼气，上体左转，弯曲躯干向下，右手放于两脚之间，保持 15~20 秒。

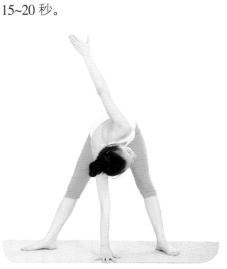

③右手臂与左手臂呈一竖线，双眼看左手指尖，保持 15~20 秒。

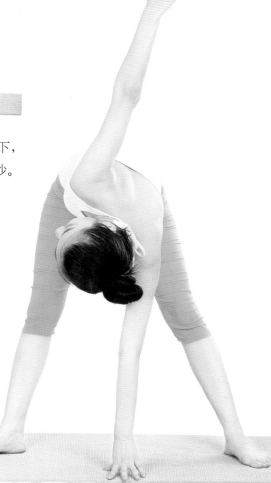

胸部保养

　　分娩之后，新妈妈身体出现变化最大的可能就是胸部了。为了使胸部傲挺，要紧缩下巴以下已扩展的皮肤，恢复其弹性。避免洗太热的澡和桑拿浴，还要进行维持胸部弹性的训练。

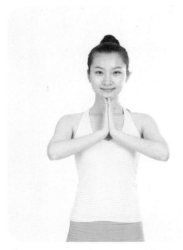

①两手心相贴，两手肘朝上举，指尖在下巴的高度位置。

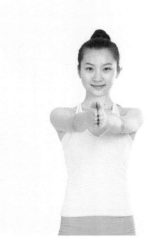

②两手指尖互贴之下，伸张手肘。

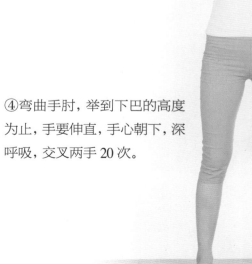

④弯曲手肘，举到下巴的高度为止，手要伸直，手心朝下，深呼吸，交叉两手 20 次。

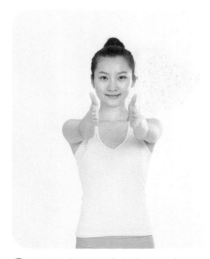

③两手心相互用力拍打 15 次。

美胸瑜伽

　　这套瑜伽动作不仅能给胸部一个向上的牵引力，有效提升胸部，防止下垂，还能锻炼手臂和双腿肌肉，美化腿部、臂部线条。美胸瑜伽可每天做 2 次，每次三四分钟。整个动作中都要保持背部挺直，才能取得最佳的练习效果。

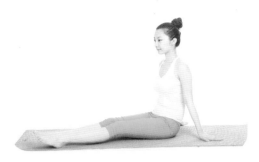

①坐姿，双腿向前伸直，腰背保持挺直，双手放在臀部两侧的地面上，头部放松，保持微笑。

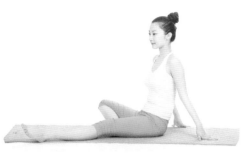

②弯曲右腿，将右脚放在左大腿根部，保持 10 秒。

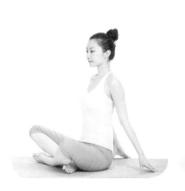

③弯曲左腿，将左脚放在右大腿根部，保持 10 秒。

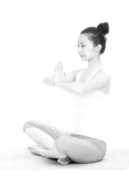

④双手在胸前合十。

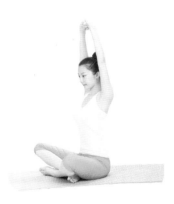

⑤吸气，十指相交，双臂高举过头顶，掌心向上，双臂不要弯曲，上半身保持挺直，保持 15 秒。

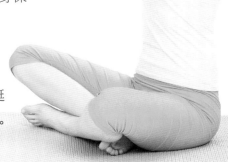

⑥呼气，低头，下巴触碰锁骨，背部挺直，保持这个姿势 15 秒，恢复初始坐姿。

图书在版编目（CIP）数据

月子调理与产后恢复一天一页 / 张一帆主编 . -- 南京：江苏凤凰科学技术出版社，
2020.7
（汉竹·亲亲乐读系列）
ISBN 978-7-5713-0667-0

Ⅰ . ①月… Ⅱ . ①张… Ⅲ . ①产褥期－妇幼保健－基本知识 Ⅳ . ① R714.6

中国版本图书馆 CIP 数据核字 (2019) 第 256465 号

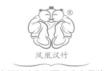

凤凰汉竹

中国健康生活图书实力品牌

月子调理与产后恢复一天一页

主　　　编	张一帆	
编　　　著	汉　竹	
责 任 编 辑	刘玉锋　黄翠香	
特 邀 编 辑	李佳昕　张　欢	
责 任 校 对	杜秋宁	
责 任 监 制	刘文洋	

出 版 发 行	江苏凤凰科学技术出版社
出版社地址	南京市湖南路 1 号 A 楼，邮编：210009
出版社网址	http://www.pspress.cn
印　　　刷	合肥精艺印刷有限公司

开　　　本	715 mm×868 mm　1/12
印　　　张	13
字　　　数	260 000
版　　　次	2020 年 7 月第 1 版
印　　　次	2020 年 7 月第 1 次印刷

标 准 书 号	ISBN 978-7-5713-0667-0
定　　　价	39.80 元